JN224795

命の線引き
医師の終活

伊江乃 秋海
IENO Akiumi

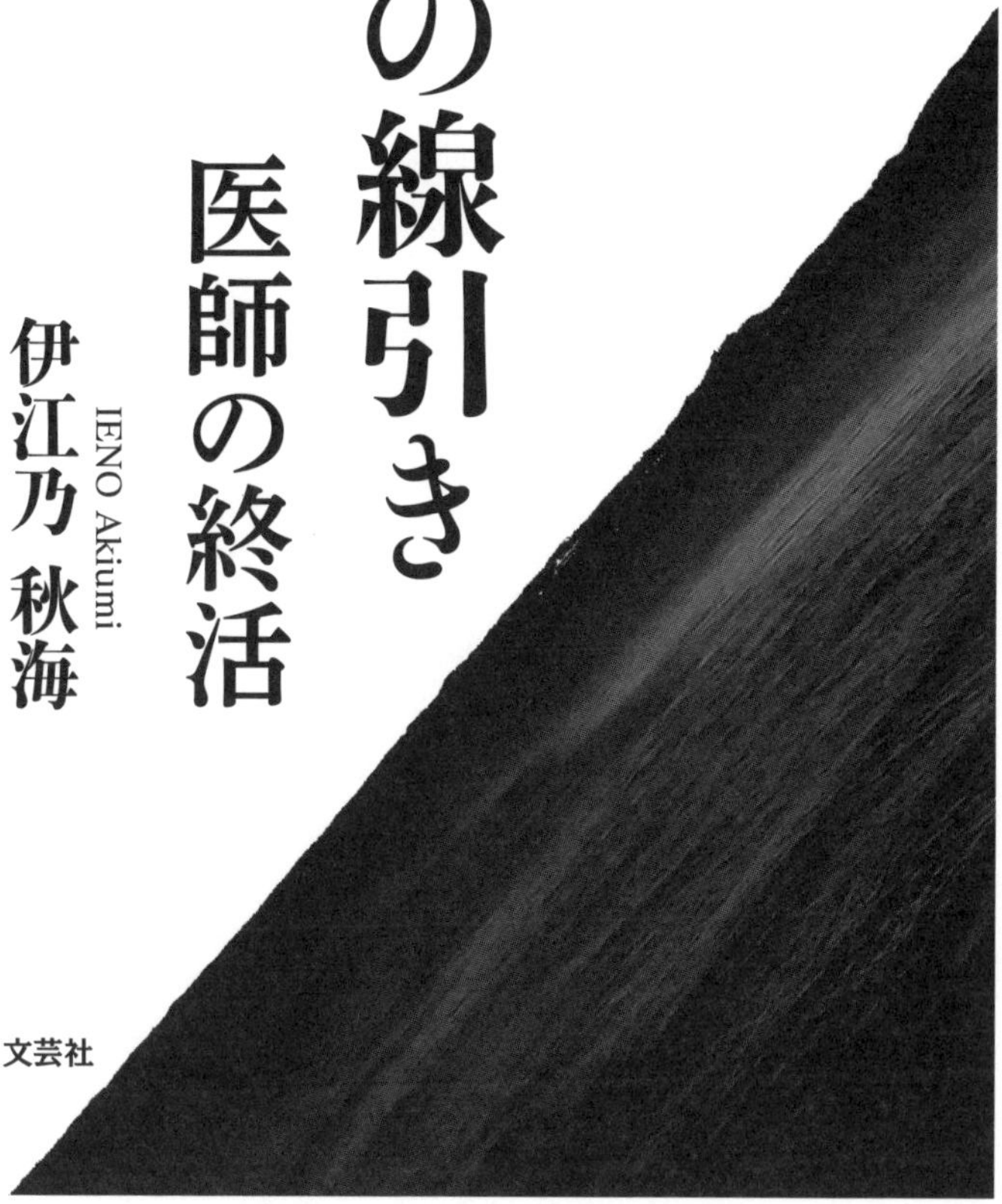

文芸社

はじめに

前回、友人D氏の半生をベースに、キテレツな物語を書きました（二〇一九年『贅沢な悩み　ゆう子の思うツボ？』）。その後、二〇二〇年を境に、新型コロナ、ウクライナ・中東問題、能登半島地震など、図《はか》らずも生命に関わる問題が頻発《ひんぱつ》し、現在もその影響下にあるのは周知の通りです。

D氏は、大学病院から総合病院を経て、現在、療養型に勤める内科の医師ですが、彼自身若い頃、腸の疾患を患《わずら》い、医師と同時に、患者の生活も送ってきた人物です。

ＡＩデジタル社会、先端医療が主流の中、療養型に勤める彼が、今何を感じているのか。病気の診断・治療までは先端医療であっても、その先、亡くなるまでのケアは、文字通り〝手当て〟（アナログ）に移行するわけで……。

療養型の病院は、寝たきりのまま、長期間入院されている方《かた》が多いと聞きます（数か月〜年単位）。そうした方々を長年診てきた彼が、患者に何が起これば〝危険〟と感じるのか、死への転帰を察知し、〝線を引く〟覚悟を決めるのか……本書は、そうした彼の経験をまとめたものです。

主な対象は、療養型に入院している患者さんのご家族ですが、健康体の方、病気とともに日常を過ごす方にとっても、決して無縁な話ではありません。いずれはすべての皆さんの、自分事になるのですから。

正直申し上げ、あまり楽しいことは書かれていません。「こういう穏やかな死があった」とする体験談を綴《つづ》った本もありますが、「その裏には、そうとは言えない死が、何倍、何十倍もある」「だからこそ、そういう死を、少しでもなくしたい」と、彼は言います。

命に線を引く……まさに炎上系のタイトルですが、皆さんに関心を持っていただきたく、あえてこの言葉を用いました。

死の多くは、つらく悲しいものですが、本書をお読みいただく間は、何とぞ冷静にお考えいただきますよう……。ではさっそく、彼の話を聞いてみましょう。

目次

第二章　無関係ではない余談

第三章　患者さんの例

第四章　あらためて〝線を引く〟について――　147

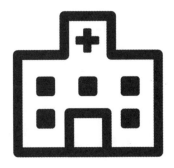

第一章

概説

ご挨拶

療養型の病院に勤めるDと申します（未婚、男性、年齢不詳、親族に医療者なし）。病床は約二百、常勤医五～六名。一般病院や総合病院とは異なり、寝たきりや車椅子の患者さんが中心の、昔ながらの病院です（二〇二四年、未《いま》だ紙のカルテ）。

私自身、平凡な内科医で、特定の思想・宗教には属しておりません。純粋に医学的見地から、衰えていく患者さんの病状を、段階的に〝線〟と捉え、その都度、対応を検討していく……。

中味も特に目新しいものはありません。療養型のスタッフなら、誰しも経験する内容だと思います。ただ今回は、その一端を皆さんに知っていただきたく、文書に留《とど》めることにしました。

私のスタンスは、患者に過度な治療を施《ほどこ》すのではなく、引いた線をもとに、〝ソフトランディング〟（二六六頁）に導くといったもので……この方針には、様々なご意見があると思いますが、まずは読み進めていただければ幸いです。

なお本書には、同じ話が何度か出てきます。一度でわかりにくい内容を、少しずつ解きほぐしていくためです。ご承知おきいただきたく存じます。よろしくお願い申し上げます。

一般的な用語から

〝線を引く〟とは、著者（伊江乃）の言葉ですが、その前に、1尊厳死、2リビング・ウィル、3アドバンス・ケア・プランニングといった、終末期医療に関する一般的な用語から説明したいと思います。先々本書の内容に、関わりを持ってくるからです。

1．尊厳死

詳しくは、尊厳死協会の書籍やホームページに譲りますが（私は会員ではありません）、およそ以下のように〝定義〟されています。

「自らの意思で延命措置を断《ことわ》り、自然の経過のまま受け入れた死のこと。穏やかな死である〝平穏死〟や、自然の経過のまま迎える〝自然死〟と同義」

ところが難しいのは、当院のような療養型（二二頁、二五頁）には、病気のない患者さんはおられませんので、〝穏やか〞とか〝自然のまま〞といった方は、あまり多くありません。しかも、何もしなければ穏やかかというと、必ずしもそうとは言えず……これについては、後でお話しします（一六四頁）。

また注意すべきは、前記の定義をご存じないまま、ある意味気軽に、尊厳死という言葉を使う方がおられることで（協会にも未加入）、そうした場合は、私のほうから協会のホームページを紹介し、内容をご確認いただくようお願いしています。

ここで強調したいのは、知っているつもりの言葉にも、確たる定義があり、特に医学系の用語は、注意していただきたいということです。想像と違うケースもしばしばで、後《こう》述《じゅつ》する〝人工呼吸器〞（三九頁、四四頁）や〝平均寿命〞（八六頁）もしかりです。

2．リビング・ウィル（Living Will LW）

定義上は、「判断力のある一般成人が、病気や事故でそれを失う前に、自身が〝受けたい〞もしくは〝受けたくない〞延命に関する医療（治療や処置）について、あらかじめ書面で意思を示しておくもの」とされています。

尊厳死が、死に関する概念なのに対し、ＬＷは〝意思を表したもの〞になりましょうか。

実際、尊厳死協会監修の〝リビング・ウイルノート〟といったものもあります。医療に対する自《みずか》らの意思を明確にするという点で、医療につき、最低限の知識が要求されます。

3．アドバンス・ケア・プランニング（Advance Care Planning ＡＣＰ）

初めて聞く言葉かもしれませんが、「最終段階の医療やケアについて、家族や医療チームと事前に相談しながら、決定していくプロセス」と定義されています。
プランという言葉からは、計画・立案が想起《そうき》されますが、むしろ周囲と相談しながら決めていく、プロセスを重視した考え方と言ってよいでしょう。ＬＷが、他者からの助言について、特に強調されていないのに対し、ＡＣＰは、他者と相談しながら、という点がポイントとなるようです。

以上、すでに確立されている1～3ですが、実はこれらについても問題はあり……
というのも、外来患者さんに伺《うかが》っても、
・そもそも1～3を知らない
・1～3の説明がわかりにくい

・1〜3の前に、医療自体がわからない
・1は尊厳死協会があるが、2、3は窓口すらわからない
・健康なうちから考えるべきかどうか
・知らなくても、別に死ぬのに困らない

などの答えが返ってきます。特に1〜3がわかりにくいのは、もともと海外の発想だから、という点もあると思います（日本語の説明がしっくりこない）。

また、終末期医療が専門でない医師からしても、
・そもそも提示してくる患者が少ない
・救急では、その意向を確認している余裕がない
・医療機関にも、十分浸透しているとは言い難い
・医療者によっても、知識度、関心度に差がある

など、やや遠巻《とおま》きな、ともすれば、冷ややかな見方であるように思われます。

事実、私の過去十年の経験でも、1〜3の意向を持って入院されてきた方は、尊厳死協

会の会員の方、お一人だけでした。これがＬＷやＡＣＰになると、私はもちろん、私の知人にも、診療した医師はおりません。

個人の意向、家や土地の風習、医療・福祉の地域差などはあるにせよ、それ以前に、理念そのものが、社会に根差していないような……（勤務医の私が知らないだけで、ＬＷやＡＣＰをお考えの方は、施設や在宅に多いのかもしれませんが）。

ただ、ＬＷやＡＣＰの有無にかかわらず、私の役割は変わるものではありません。患者さん（ご家族）の、価値観、人生観を最大限尊重し、診療に当たるという、極めて誠実な姿勢であります。

線を引くとは

まず申し上げたいのは、本書における〝線を引く〟には、

・自死や安楽死

・脳死や臓器移植

・「死とは何か」たる哲学的・宗教的問い

などは、一切含まれておりません。それらを考えるのは、私の役割ではありません。本書の内容は、誰にでも起こりうる、人の身体《からだ》の衰えについての話です。

では、線を引くとは、どういうことか。いつ、どこで、誰が引くのか？

〝線を引く〟は、あくまで著者（伊江乃）の言葉であって、医学用語ではありません。他の医師はもちろん、私も使ったことはありません。しかし、本書で線を引くのは、僭越《せんえつ》ながら〝私〟です。

専門用語ではないので、皆さんに伺いますが、医療の範囲で、〝線を引く〟の言葉から連想されるものに、いったい何があるでしょう?

①救急患者に処置を施《ほどこ》すも、回復が見込めず、治療を中止する(される)
②がんや難病で、余命を宣告する(される)
③高齢ゆえ、寿命と捉える
④自分の生命《いのち》について考える(LW、ACP)

外来で聞いた範囲では、②③が大半で、①と答えた方はおらず、④は私が加えたものですが、おおむねこれらに集約されるのではないでしょうか。他にもご意見はあろうかと思いますが、今回はこの流れで話を進めさせていただきます。

線を引く　その一

同じ医師でも、生命《いのち》に対する感じ方は様々だと思います。子供さんや若い方、働き盛りの患者さんも多い〝基幹病院〟であれば（主に急性期疾患）、可能な限り治療を施し、回復させたい、社会復帰させてあげたいと考えるのが常でしょうし、患者側である皆さんも、同じ意向だと思います。

しかし、重篤《じゅうとく》な疾患、たとえば心筋梗塞や大動脈解離、クモ膜下出血などでは、搬送されたその場で、厳しい判断（死亡診断）が下されることもあれば、そこまで急でなくても、がんの進行期（数か月）や治療法のない難病（一～二年）なども、大変つらい話ですが、余命を宣告されることがあり、これらはまさに、〝線を引く〟に該当するわけです。

線を引く　その二

一方、急性期が主体の基幹病院に対し、療養型とは、「病状が慢性期か、長期の介護が必要な場合、医師のもと、看護、介護、リハビリ等が受けられる病院」と定義され、特に当院は、寝たきりの患者さんが多くを占めます。

その中で私が思う〝線を引く〟とは、「患者さんに、一段悪化した変化がみられた際、それを一つの区切りと捉える」という、実にシンプルな定義《もの》で……。

〝線〟という言葉を用いたのは、もともと元気な方であれば、治療やリハビリにより回復が見込めるところ、寝たきりの患者さんは、病状やデータが改善しても、知力、体力が衰え、以前の状態には戻りきらない、一段低いところから次が始まる、私も方針を変えざるを得ず……ここではそれを〝線〟と表現したわけです。

その後も病状が変わるたび、かかる苦行《くぎょう》（線を引く）が繰り返され、徐々に終焉《しゅうえん》へと向かうことになるのですが。

入院中、病状が悪化するのには、様々な原因があります（表1）。

1．感染症―気道感染、尿路感染など

2．感染以外の合併症―がん、脳血管障害など

3．1、2以外の要因

この中の3ですが……従来の医療を続けたにもかかわらず、それまでなかった徴候が現れた際、「いよいよ来たか」と身構《みがま》える、いわばターニングポイントのような局面があります。一度《ひとたび》それが出始めると、回復に持ち込むことは難しく、これこそが本書で最も強調したい〝線〟になります（一五三頁）。

つまり1、2のような明らかな疾患ではなく、患者自身の〝生命力〟に負《お》うところが大きい……線を引くなどとカッコつけていますが、3については、観念しどころ、医療の限界と言ってもいいかもしれません。

このように、原因別に線を引くこともあれば、たとえば感染症を、軽度、中等度、重度

表1. 線を引く（1）

原因別の分類	
1.	感染症（中等度以上）
2.	感染以外の合併症（がん、脳血管障害など）
3.	1、2以外による状態の悪化
段階別の分類	
1.	感染症で重症度が増した
2.	経管栄養から高カロリー輸液に移行
3.	浮腫、胸水の出現・増加

＊あくまで個人の分類です

に分け（一五〇頁）、重症度が上がるたび（段階ごとに）、線を引く場合もあります（表1）。

以上については、第四章であらためて詳しく述べますが、そこをご理解いただくには、医療の諸々《もろもろ》について、ある程度、知識を深めておいていただかねばなりません。LWやACPをお考えの方でしたら、なおさらです。そこで今回は、私ども（療養型）の仕事を軸に、ごく基本的なところから、話を進めていきたいと思います。

なお、ここまですでに、多くの医学用語が出てきましたが、それらについては後で述べます（三一頁以降）。

療養型とは　――当院について

既述《きじゅつ》の通り療養型は、「病状が慢性期か、長期の介護が必要な場合、医師のもと、看護、介護、リハビリ等が受けられる病院」と定義されますが、当院は、地域の〝基幹病院〟から、長期療養を目的とした患者さんが、多数転院してこられます。

基幹病院（大学病院、総合病院、一般病院）が、各種業務（一般診療、救急外来、緊急入院、研究、教育、学会、その他）で多忙な一方、療養型は、入院患者さんを、比較的ゆっくり診ることができます。

＊療養型　まず救急車は来ない。

病院間でも異なりますが、当院が基幹病院から、どのような患者さんを紹介いただくかというと、

①各科の疾患や外傷で入院したが、重症のため、自宅退院ができなくなった

②がんの末期で、疼痛《とうつう》コントロールも含め、全身管理が必要となった
③神経疾患（パーキンソン病など）で入院したが、運動能の低下により、自宅退院ができなくなった

などが多くを占めます。

大半が寝たきりか車椅子で（平均年齢、八十五歳以上）、経鼻胃管、胃瘻、中心静脈栄養、酸素投与に加え、気管切開の患者さんもおられます（人工呼吸器の方は少ない）。

むろん、外来患者さんや、高齢者施設からの入院もありますし、気管切開や神経難病など、在宅での介護に負担がかかる場合、ご家族の休息目的で、短期間（一週間程度）入院される、などのケースもあります。施設のショートステイに対し、病院への〝ショート入院〟といったところでしょうか。施設か病院かの違いは、医療の必要性によりますが、それについては、次に述べます（医療区分、二八頁）。

あるいは高齢のご夫婦（在宅）で、たとえば奥様の介護をしていたご主人が、病気で入院されたような場合、お一人になった奥様の入院をお引き受けする、などのケースもあります。

以上、高齢患者さんが中心の療養型ですが、その役割は、可能な範囲での病気の治療はもちろん、患者さんの〝日常生活の場〟といった側面もあります。他方、約二百床の病院で（医師五〜六名）、真摯《しんし》に対応していても、月に五〜十名、多い時には十数名、お看取りをしなくてはならない、そうした厳しい職場でもあります。

かつては〝老人病院〟と呼ばれ、「一度入ると出られない」と揶揄《やゆ》されたものですが（今もそうですが）、それは当院《ウチ》が悪いのではなく、自宅退院できない方が、当院《ウチ》に入院されるのであって、そこのところはひとつ……。実際、療養型の病院がないと、皆さん、困ると思いますよ。

療養型の病院と高齢者施設との違い　――医療区分

かつては当院にも、車椅子ながら自力で食事をし、いわゆる老人ホームの入所者さんと変わらない運動能《レベル》の方が、多く入院されていました（二〇〇〇年代まで）。そうした皆さんは、特に差し迫った医療が必要というわけではなく、人手《ひとで》さえあれば（マンパワー）、病院以外でも生活を送ることは十分可能です。つまり、適応でない方も入院されていたことにより、現在までの医療費増大の大きな要因の一つに……。

そうした中、二〇〇六年、医療費を抑える目的から、〝医療区分〟なるものが制定されました。対象者に医療が必要かどうかを評価する指標で、条件に当てはまる方が療養型という、いわば目安のようなものですが、同時に病院側としては、区分に即《そく》した受け入れをしないと、経営にかかわる問題になりますので、そこのところはご理解いただきたく存じます。

医療区分は、疾患や病状、処置等を1〜3に分類したもので、ここでは二〇二四年に改定されたものを、抜粋《ばっすい》して提示します（表２）。なお今日《こんにち》まで、改定ごとに条件が厳しくなり、別の意味ではありますが、これも一つの〝線引き〟のように感じられます。

表2. 医療区分（2024年度抜粋）

医療区分3	【疾患・状態】 ■スモン ■医師及び看護師により、常時監視・管理を実施している 【処置等】 ■中心静脈栄養（30日以内に限るが、例外あり） ■24時間持続点滴 ■人工呼吸器使用　■ドレーン法又は胸腔腹腔の洗浄 ■気管切開又は気管内挿管（発熱を伴う患者に限る） ■酸素療法（密度の高い治療を要する患者に限る） ■感染隔離室における管理
医療区分2	【疾患・状態】 ■筋ジストロフィー　■多発性硬化症 ■筋萎縮性側索硬化症　■パーキンソン病関連疾患 ■その他の難病　■脊髄損傷（頸髄損傷による四肢麻痺） ■慢性閉塞性肺疾患 ■悪性腫瘍（疼痛コントロールが必要な場合） ■消化管等の体内からの出血が反復継続している状態 ■他者に対する暴行が毎日認められる状態 【処置等】 ■中心静脈栄養（31日以降） ■肺炎に対する治療　■尿路感染症に対する治療 ■傷病等によるリハビリテーション（発症30日以内） ■脱水に対する治療　■頻回の嘔吐に対する治療 ■褥瘡に対する治療 ■末梢循環障害による下肢末端の開放創に対する治療 ■せん妄に対する治療　■うつ症状に対する治療 ■人工腎臓、持続緩徐式血液濾過、腹膜灌流又は血漿交換療法 ■経鼻胃管や胃瘻等の経腸栄養（発熱又は嘔吐を伴う患者） ■喀痰吸引（1日8回以上） ■気管切開又は気管内挿管（発熱を伴う患者を除く） ■頻回の血糖検査 ■手術創や感染創、皮膚潰瘍、蜂巣炎、膿等に対する治療 ■酸素療法（密度の高い治療を要する患者を除く）

医療区分1：医療区分2、3に該当しない

この中で、区分2、3（区分3の方が重度）が療養型の適応となり、それ以外の区分1の方は、施設や在宅が推奨《すいしょう》されます。

また、区分2の〝筋ジストロフィー〟から〝その他の難病〟というのは、国が定めた〝特定疾患〟と呼ばれるもので、各科に様々な病気がありますが、療養型では、パーキンソン病のような〝神経疾患〟が多くを占《し》めます。それは、進行すると運動能が落ち、介助量が増えるからで、同じ難病でも神経系以外の方は、当院にはほとんどおられません。

＊おそらく釈然《しゃくぜん》としないのは、「施設には、脳血管障害（脳梗塞や脳出血など）で、麻痺の強い方もおられるのに、なぜ入院の適応にならないのか」だと思いますが……それは、区分2、3に該当しないからです。脳血管障害は、特別な場合を除き、特定疾患には含まれません。そのため、食事に介助を要する脳梗塞の方が施設なのに対し、自力で食事のできるパーキンソン病の方が療養型、ということもありうるのです。

また、認知症の代表的疾患であるアルツハイマー病も、難しい病気には違いありませんが、いわゆる特定疾患ではないため、アルツハイマーというだけでは、療養型の適応にはならないのです。

主な医学用語　その一

さて、ここまですでに、多くの医学用語が出てきましたが、知識を整理する意味で、最低限のワードを説明することにします。実際、このレベルをご理解いただかないと、本書の内容は伝わりませんし、ＬＷやＡＣＰなども、深く考えることは難しいと思います。なお、ご存じの方は、〝その三〟まで飛ばしていただいて結構です。

Activities of Daily living（ＡＤＬ）

日常生活を送るのに、最低限必要な動作。簡単に〝日常生活動作〟でよいと思います（これまで〝運動能〟と記載）。

Quality of Life（ＱＯＬ）

個々の人生の質や、社会的に見た生活の質を指す。どれだけ人間らしい、自分らしい生活を送り、人生に幸福を見出せているか……。何を言っているか、よくわかりませんが、簡単に〝生活の質〟でよいと思います。

気道感染症

呼吸器（上気道から気管支、肺）に、病原体が感染した疾患の総称。

尿路感染症

尿路系（尿道、膀胱、腎臓など）に、病原体が感染した疾患の総称。

病原体

細菌、ウイルス、真菌などがあり、バイ菌と総称されるが、それぞれ大きさや性質はまったく異なる。細菌は、大腸菌や肺炎球菌など、ウイルスは、インフルエンザ、コロナ、ヘルペスなど、真菌とはカビのことで、白癬菌《はくせんきん》（水虫）が有名。

抗生剤

抗生物質のこと。経口剤と注射剤とがある。抗生剤が有効なのは細菌だけで、ウイルスや真菌には無効。本邦《ほんぽう》は抗生剤の使用が多く、長年にわたり耐性菌の出現や、医療費の増大が問題となっている（八四頁）。

貧血

体内の血液そのものが減少した状態。消化管出血をはじめ、多くの原因があるが、いわゆる立ちくらみや、朝礼で倒れたのを貧血と呼ぶのは誤《あやま》り。なお、感染を繰り返すと、貧血が進むことがある（二次性貧血、一五一頁）。

虚血性心疾患

心臓自身に血液を送る血管（心臓の表面にある冠《かん》動脈）の血流が悪くなる病気。狭心症や心筋梗塞がある。

心不全

様々な原因（高血圧、虚血性心疾患、心臓弁膜症、心筋症、その他）で、心臓の働きが悪くなる状態。急性心不全と慢性心不全がある。なお、原因こそが病名であり、心不全自体は、厳密には病名でないことに注意（呼吸不全も同様）。

認知症

一度正常に達した認知機能が、様々な要因で低下してくる疾患の総称。アルツハイマー病、脳血管性認知症、レビー小体型認知症などが有名。

脳血管障害

脳梗塞や脳出血、くも膜下出血などの総称。脳卒中とほぼ同義。

精神と神経

精神は、〝心〟とか〝魂〟といった目に見えないもの、神経は、〝大脳〟や〝脊髄〟、四肢を通る〝末梢神経〟など、目に見える臓器と考えてよい。

ごく大まかに〝精神科〟は、統合失調症やうつ病など、〝脳神経内科〟は、脳の変性疾患（パーキンソン病、他）や脳炎・脳症など、認知症はどちらの科でも診療する。また〝脳神経外科〟は、脳腫瘍や脳血管障害など、手術を要する疾患が対象となる。脳血管障害は、脳神経内科で診療することもある。

キーパーソン

患者に対する主たる責任者のこと（パーキンソンではない）。病状はキーパーソンに説明することが多い（四八頁）。

主な医学用語　その二（栄養や薬の投与法に関する用語）

経鼻胃管《けいびいかん》

嚥下《えんげ》機能が低下し、食事や薬の内服が困難になった場合など、直径4mm程度の管を鼻から胃まで入れ（約50～60cm）、栄養、水分、内服薬を注入する。管を挿入する際はやや苦痛を伴うが（咳込みなど）、通常は一分以内で入る。なお、嘔吐における管の特殊な使い方については、後ほど説明する（排液、一五四頁、一六四頁）

胃瘻《いろう》

栄養、その他を注入するため、腹壁《ふくへき》を切開し、胃の中に管を通す方法。本邦で広まったのは一九九〇年代以降で、内視鏡を用いて造設《そうせつ》する。経鼻胃管から一歩進んだ方法で、鼻から管の煩《わずら》わしさが解消される。

経管栄養

液体もしくは半固形の栄養物を（液体やゼリータイプのカロリーメイトのようなもの）、

経鼻胃管や胃瘻から注入する方法。腸を介して栄養が吸収される点では、食事と同等の栄養摂取法と言える。血管内に水分や栄養を投与する輸液（点滴）とは異なるため、注意を要する。

輸液

イコール、点滴のこと。腕などの細い静脈から刺す〝末梢点滴〟（水分が主体）と、身体《からだ》の中心の静脈に管を入れる〝中心静脈栄養〟（高カロリー輸液）とがある。血管に点滴の管を入れることを、〝ルートを取る〟と言う（一六二頁）。

中心静脈栄養

手足の細い血管から高いカロリーの輸液（1000mlあたり約550kcal以上）を入れると、血管に炎症が起こり、液が血管の外に漏《も》れてしまうため、身体《からだ》の中心の太い静脈に、細長いチューブ（カテーテル）を入れる処置が必要となる。これが〝中心静脈カテーテル〟で、通常は局所麻酔を用い、十分程度で入れられる（頸部、鎖骨下、鼠径部《そけいぶ》〈大腿の付け根〉などから刺入、一三〇頁、一六二頁）。

＊ちなみに私は、医学生の時（二十代前半）、腸の病気で食事が摂れず、体重が60kgから

40kgまで激減、経管栄養と中心静脈栄養を受けたことがありました（私の場合は、嚥下の問題ではなく、腸への刺激を避けるため、毎日二十四時間、栄養製剤をゆっくり滴下する必要があり、経管栄養が導入された）。初めて経鼻胃管を入れられた時は、咳き込みが強く、それはもうつらかったですが、さらに私は退院後も、経管栄養を続けることを指示されました（就職後も継続）。

当時はまだ胃瘻がなく、鼻から管のまま外出もできませんので、夜、大学（仕事）から帰ると自分で鼻から管を入れ、寝ている間に栄養を流し、朝起きて管を抜き、大学（仕事）に行くという生活を、長年強いられていました（昼は粥のみ）。ですから、病気を盾《たて》に取るつもりもありませんが、私は経管栄養や中心静脈栄養には、さほど抵抗はなく……患者さんを見て、「この年齢《とし》（七十代以降）まで、鼻から管を入れられたことがないなんて、幸せだよなぁ」とさえ思えてしまうのです。

主な医学用語　その三（救命処置に関係する用語）

酸素投与

酸素カニューレ（鼻に当てる管）と、酸素マスク（鼻と口を覆《おお》う）がある。これらは、以下の人工呼吸器とはまったく異なる処置のため、注意を要する。

気管内挿管

重度の肺炎や気道がつまる疾患、さらに人工呼吸器を要する患者に対し、気管内にチューブを挿入する方法（気道確保）。外径10mm程度のチューブを、口や鼻から20cm以上入れる（かなりキツイと思われる）。

気管切開

前記の挿管チューブは、長期の留置《りゅうち》に適さぬため、気管に孔《あな》を開ける処置が必要となる。首の下部・中央を切開し、直径約10mm、長さ7～8cmの〝くの字〟型のチューブを留置する（小手術）。健常者が鼻や口から呼吸をするのに対し、気管切開では、首のチューブから空気が出入りすることになる。

人工呼吸器

呼吸が困難な患者に対し、肺に酸素を送るとともに、二酸化炭素を排出させる医療機器。挿管チューブや気管切開のチューブに接続することが必要。単なる酸素投与とはまったく異なる方法のため、十分注意を要する。

輸血

不足した血液（またはその成分）を、外から補う治療法。主に貧血の患者が対象となるが、療養型では、ほとんど用いられない（例外、一四二頁）。

昇圧剤《しょうあつざい》

血管収縮作用や強心作用により、血圧を上昇させる薬剤。救急患者に用いられ、療養型での適応は少ない（五六頁）。

心臓マッサージ

胸の上から心臓を圧迫し、補助的に心臓を働かせる方法。これにより、心拍が回復することもあるが、高齢患者の末期（ほぼ心停止）では、家族が到着するまで持たせるといった、形式的な意味合いが強い。

＊ちなみに私は、小学五年の時、某大学病院で父（五十三歳）を亡くしました。当初、腎《じん》盂炎《うえん》（腎盂腎炎）とされながら、最終的には〝肝硬変〟でしたが、危篤の際、ボッコン、ボッコン、心臓マッサージを受けていたのを思い出します。なお、死因の肝硬変ですが、病理解剖を受けての診断でした（解剖は母が承諾）。

どなたにお読みいただきたいか

本書の対象は、
①ご自身が高齢の方
②ご家族に高齢者がおられる方
③療養型に入院されている方のご家族
④在宅患者さんのご家族
⑤尊厳死、ＬＷ、ＡＣＰをお考えの方
⑥その他、医療者、福祉関係者
などになりましょうか。

私の勤める病院は、寝たきりや認知症の患者さんが多いため、対象はそのご家族、主に③になります。が、そのご家族もいずれは高齢になり、子供さんに引き継がれますので、結局は、世の中の人全員に、知っておいていただきたい話になります。

但《ただ》し、元気なうちから死についてばかり考えるのは、正直、辛気《しんき》臭い。
拙著『贅沢な悩み　ゆう子の思うツボ?』によりますと――

最近よく「未来志向」なるワードを耳にするようになりました。未来に目標を据《す》え、それに向かって邁進する? 今さらそんなこと言われずとも、私とて未来予想図PartⅣぐらいは立てていたつもりなのに、ところが失敬な話、どうやら私は、病院きってのアンチ未来に思われているらしく。

それもこれも私めが、人の生き死になどという、不吉な話題を持ち出すからにほかならないのですが、ただ周囲の話を聞いても、「二年後の自分は」とか、「五年後には子供が」といったものが大半で、だけど五年後よりは十年後、その先二十年後のほうが、さらに未来になるわけで、そう考えると、結局何年先であっても、行きつくところは死なわけだから、「死について考えるのは、究極の未来志向につながるんじゃない?」ってところの私の主張、これがまた、めっぽう評判が悪くてですね。

とまぁ、そんな感じで、本書も別に強制でも何でもありません。説教じみた話も好きではありませんし、ですから、ＬＷやＡＣＰも含め、気が向いたら考える、そんな感じでよいのではないでしょうか（本邦は考える国民性ではないかもしれませんが）。

……と、さて皆さん、ここまでお読みいただき、どんな感想を持たれたでしょう？「ん～っ、ちょっと難しいかも」と思われた方も、多いのではないでしょうか。無理もありません。初めて病院実習に来た医学生にするような話を、ここで喋っているのですから。しかし、そうは言っても命のこと、生半可《なまはんか》な知識で臨《のぞ》むと、以下のような、とんでもない事態に遭《あ》わないとも限りません。

一般の皆さんの認識・誤解

「人工呼吸器って、酸素マスクのことでしょ？」

「肺炎球菌ワクチンを打っていれば、肺炎にならないんでしょ？」

「病院みたいな衛生的なところでも、肺炎になるんですか？」等々、いずれも面食らう質問ですが、さらには、腎機能が悪化した九十代女性のご家族から、「透析はやってもらえないんですか？」と詰め寄られ、医師がフリーズする……など、挙げればきりがありません。


中でも注意すべきは、医師に「人工呼吸器はどうしますか」と問われ、それを酸素マスクのことと思い、気軽に「お願いします」と答えたら、実は呼吸が止まりそうな中、気管内挿管をされ、呼吸器を付けられた。しかも、一度装着するとはずすのは難しく、気管切開の末《すえ》、呼吸器を付けたまま、自宅退院させられたなど、まるで想定外の事態に……。

どの分野もそうですが、時代が加速する中、基本がおざなりになっている感は否《いな》めません。医療などその最たるもので、一般の皆さんも、最低限は押さえておいていただかないといけません。

身も蓋もない話

医学部で六年勉強した後、国家試験に合格し、七～八年経験を積んだ医師（三十過ぎ）であっても、「先々、自分の親がどうなるか」など、頭ではイメージできても、本当のところは、わからないと思います。それは、若手や中堅が、早くから療養型に勤務することは稀《まれ》で、高齢患者さんに接する機会が少ないからです（看取《みと》るより治す方が先なので、当然と言えば当然ですし、核家族の影響も大きい）。

私はと言えば、医師になって三年目（大学病院勤務中）、週に半日、外勤を命ぜられた先が、偶然療養型だったため、早くから高齢患者さんを診ることができ、たまたまそれが、現在《いま》の仕事につながっているとも言えるのですが（若くして往診も経験）。

若手が勤める基幹病院は、働き盛りや若い患者さんが多く、また高齢者さんが入院しても、治療後は早めにご退院いただくため（それこそ療養型に転院）、その後、患者さんが、どのような経緯をとるかなど、ほとんど診る機会がありません。つまりこれは、彼らのせいではなく、システム上、やむをえないことであり……（一七八頁）。

ですから、こちらも言わせていただくと、患者さんの中には、「先生らは、年寄りのことなどわからない」と愚痴《ぐち》る方がおられますけど、ならばその方は、ご自身が若い頃、高齢者のことがわかっていたのでしょうか？……そんなわけはないと思います。

仮に在宅で、親《おや》御《こ》さんの介護をした経験のある方でも（むろん尊いことですが）、他人の親のことはわからないでしょう。つまり、そう、どなたであっても、自分がその年になるか、病気にならないと、本当のところはわからない、これはしかたのないことだと思います。

私もしたり顔で喋っていますが、十年ぐらい療養型を経験し、「あぁ、こういう感じで、患者さんは衰えていくのか」とおぼろげながら見えてきたぐらいで……。物ごと万事、不確かなことばかりですが、ただ我々にできるのは、とにかく理解しようと努めることだと思います。ですから皆さんも、本書がつまらないと言って投げ出すのではなく、最後までお読みいただくよう、何とぞよろしくお願いいたします。

若い方々にお話ししたい

高齢患者さんのキーパーソン（三四頁）が、配偶者さん（奥さんや旦那さん）である場合、後々《あとあと》話がこじれることがあります。それは配偶者さんも高齢で（いわゆる老々介護）、今までのような込み入った内容を、ご理解いただくのが難しいからです。

病状が厳しいことをお伝えしても緊張感がなく、その後、ご家族にお集まりいただくと、「そんな話は、聞いていない」と若手には怖い顔をされ……要は、話が伝わっていないのです。仕事だったり、遠方だったりで、同席いただけない場合も多いですが、入院時には、ぜひ若い方にも話を聞いていただきたいです。

また、私個人としては、入院時から終末期まで、電話も含め、最低五回は説明したいと思っています。というのも、前の病院で聞いたというご家族もおられますが、転院して来てすぐ、危篤《きとく》や延命の話をされても、イメージがわかないと思うからです。

五回というのは、たとえば、
①転院時（一回）
②線を引く時（複数回）
③急変時（複数回）
④終末期
などですが……。

つまり①〜③で四〜五回説明を受けるうち、徐々にご家族にも緊張感がわいてくるというか、私としては、考える時間、実感する時間を、お持ちいただきたいと思うわけです。

なお本書でも、同じ話が何度か出てきますが、意図的なものとご理解下さい（一三頁）。

転院当日の対応 ――私の場合

さて、普段私は、どのような診療をしているのか？ 医師の仕事をご存じない方も多いでしょうから、まずは、患者さんが転院してきた時の流れについて説明しましょう。

当初、基幹病院に入院し、ある程度治療を受けてからの転院なので、あらかじめ前の病院から〝診療情報提供書〟（昔で言う紹介状）をいただいており、それをもとに、患者さんの経過や状態、過去の疾患、家族背景などを、事前に把握しておきます。

当日は、病院の玄関に、患者さんとご家族をお出迎え。入院時の検査について説明し、その後は、患者さんの検査に付き添いながら、身体各部をチェックしていきます（ストレッチャーで、仰向けの姿勢）。

検査は、心電図、胸・腹部、腰椎のＸ線（レントゲン）、頭部ＣＴ、一般採血、尿検査、血液ガス分析などで（当院はＭＲＩがない）、その後、患者さんを病室までご案内し、ご家族には別室にて、これまでの病歴、現在の状態、入院時の検査結果などを、一時間半程度かけ、説明します（患者さんにご理解いただくのは難しい）。

たとえば、「現在《いま》は、開眼していて、目を動かし、私（医師）の方を見ます。名前と誕生日は言えて、ツバを飲み込みますが、その際、痰が絡《から》む咳をします……」とか、「眼を閉じ、意識がないように見えますが、瞳孔を診《み》るのに、瞼《まぶた》を開かせようとすると、逆に強く閉じますし、舌を出して下さいと言うと、舌は出せるので、意識がないというわけではありません……」等々。

その他、呼吸状態、胸・腹部の聴診・触診、浮腫《むくみ》の有無、麻痺の有無、手足の位置や角度（肢位《しい》と言う）、筋肉の緊張や関節の固さなど、チェックしたことを説明します。

ちなみに、心音の異常は、収縮期雑音が大半で、拡張期雑音は稀です（詳細は割愛）。腸音は減弱している場合が多いです。

次に、検査について。

心電図――「十二の波形がありますが、心臓からの微弱な信号を測《はか》るもので、心レンズではなく、心電図です……」に始まり、

胸部X線――「向かって左が右胸《みぎむね》で、首から肩のラインがあり、ここが鎖骨、両側に黒く写るのが肺です。レントゲンでは、首の両側や腋《わき》の下の空気が黒く写りますが、同様に空気を含む肺も、黒っぽく写るのです。それに対し、少し左にある白い部分が心臓で……」のように話を進め、

腹部X線――腸管ガスの状態、結石の有無（写らないことも多い）などを確認。

腰椎X線――背骨《せぼね》の変形や圧迫骨折の有無をチェック。高齢者は、ほぼ変形しているので、入院時に必ず撮っておく（当院で変形したのではないと言いたいがため）。

頭部CT――「頭を水平に輪切りにした像で、向かって左が右脳《うのう》です……」、大脳、小脳、脳幹《のうかん》の位置から、脳の萎縮、脳梗塞・脳出血の有無などを説明。

尿検査――蛋白、糖、潜血《せんけつ》の有無。

血液検査――貧血の有無、肝機能、腎機能、電解質、炎症反応などをチェック。

血液ガス分析――新型コロナで有名になった、指で測る血中の酸素飽和度、その他を、動脈採血でチェックする（通常の静脈採血では測れない）。呼吸が悪化した時と比較するため、入院時に必ず測定しておく。

以上、現在の状態や検査結果から、今後の方針、リハビリ、予測される事態、延命治療の選択（後述）などをお話しし、さらに、「念のため数日は心電図モニターを付け、ナースステーションでも観察するようにします」とか、「刺激を与えたいので、ラジオを持ってきて下さい。それと時計とカレンダー。あと、テレビはどうしますか？」等々……。

説明後、「いかがでしょう？」と尋ねると、「ここまで聞いたのは初めてです」とおっしゃるご家族も多いですが……ただ、基幹病院の名誉のために申しますと、そもそもその先生方は、私などよりはるかに忙しいのです。だから説明は短くていい、ということにはなりませんが、当院（療養型）に来られた患者さんは、この先、他に移ることはまずないので、私としては、これまでの総括のようなつもりで話をしています。

と、ここで、前にもお聞きしましたが、この入院時の説明を聞いて、皆さん、どう思われたでしょう？……わからないのも無理はありません。初歩とはいえ、医学生向けの内容を、いらしたばかりのご家族に（素人さん）、一時間半で喋るのですから。

私自身、凡庸《ぼんよう》なため、可能な限り素人目線に徹するのですが、それでも「一度聞いたぐらいじゃ、わからんでしょう」と思うのが正直なところです（簡単にわかられたら、医者の立つ瀬がない）。「もし難しかったら、〝命の線引き〟という本がありますので」みたいな、図々しいことは言いません。

延命処置　――当院の場合

拙著『贅沢な悩み　ゆう子の思うツボ？』より（一部改変）――

なるほど、命の自己選択はたしかにあり、いわゆる安楽死や尊厳死、または切羽詰った手段など、その場合、自らの死に自らの意思が関わることは間違いありません。むしろ確信的と言ってもいいわけですが、しかしここでの皆さんは、その意思たるものを、病気や加齢により剥奪されてしまった方たちなのです。

本人に確認できない以上、終末期の対応はご家族の意向に従う外《ほか》ありません。その際ご家族が、「先生にお任せします」とおっしゃれば、それはそのまま我々の手に委《ゆだ》ねられることにもなりますし……。このように高齢者の施設では、命が他者《ひと》に託されるケースは、むしろ稀ではないのです。

……いやいやホント、おっしゃる通りで。

どこからを〝延命処置〟とするかは、患者、家族、医療者によっても様々だと思いますが、療養型の医師からすると、気管内挿管、人工呼吸器、気管切開あたりではないかと考えます。経管栄養や高カロリー輸液も、見方によっては延命とも取れますが、しかし、これらはすでに、前の病院から行われてくるので、やめるわけにはいきません。

したがって当院での処置も、経鼻胃管、中心静脈カテーテルまでとし、気管内挿管、人工呼吸器、気管切開は、行わないことにしています。その他、昇圧剤《しょうあつざい》（血圧を上げる薬）や輸血なども、ほぼ用いることはありません（三九頁）。

あえて乱暴に言うと、八十過ぎの患者の気道に、太い管《くだ》を入れるか（気管内挿管）、呼吸の危ない高齢者に、機械で呼吸を続けさせるか（人工呼吸器）、わざわざ首に1cmの孔《あな》を開けるか（気管切開）、ということになり……。

他方、ご家族が到着するまで〝持たせる〟という意味で、心臓マッサージ（心マ）を行うことはありますが、しかしこれも形だけのものです（やさしくゆっくり押すだけで、効果はない)。また前医(前の病院)から、気管切開で転院してくる方もおられますが、病状が悪化した際、再び呼吸器をつなぐことも、まずありません。

以上のような内容で、ご家族にはほぼご納得いただけていますが、皆さんはいかがお考えでしょう?　できればご自身が患者になったつもりで、考えてみて下さい。

日常の診療　――私の場合

日々私は、入院患者さんの何を診ているのか？……多い時は、四十人以上ですが、これは入院時の診察内容（五一頁）と、ほぼ同じです。

まず、夜勤の看護師さんに、夜間の状態を確認。

その後、一人一人、意識レベル、顔の表情、目の動き、舌を出せるか、声が出せるか、呂律は回っているか、認知機能はどうか（日付や場所、誕生日が言えるか）などから始め……次いで、胸・腹部の聴診・触診、浮腫《むくみ》の有無を確認。また、手足や身体《からだ》の姿勢や緊張、麻痺の有無をチェックし、さらに手足（肘、膝）の屈曲については、緊張が強ければ、マッサージをしながら伸展させ、医療用のクッションをはさむ……（拘縮《こうしゅく》予防、七四頁）。

手足の動く患者さんには、一～十の指数《ゆびかぞ》え、回内・回外（きらきら星の手の動き）、グーパー、肘の屈伸、両上肢挙上（バンザイ）などを、それぞれ十回程度、下半身は、膝の屈伸、足関節の背屈《はいくつ》などをさせ、さらにベッドを45°以上アップし、座位に近づける（寝たきり予防）。

以上の間、声をかけるのも大事で、「はい、いいですねぇ〜、いいですよぉ〜」「OKです、OKです」「素晴らしい、素晴らしい」「今日も張り切ってまいりましょう」など、文字にすると相当あやしいですが、基本やる気を促《うなが》すよう、声かけをしています。患者さんは迷惑かもしれませんが、刺激を与える意味で、声かけは非常に重要だと思っています。

あとは、テレビ、ラジオをつけるなど……。

＊肘や膝など、動かすと痛がる患者さんにも、マッサージをしながら関節を伸ばし、クッションをはさむことをしています。「痛がるのに、やる必要があるのか」と問われれば、「ならば、毎日の着替えやオムツ交換（関節を伸ばす）は、しなくていいんですか」という話になってしまいます。これはいくら痛くても、やらないわけにはいかないでしょう。その苦痛を減らすためにも、少しでも身体をほぐしておこうというわけです。

しかも、何もせず放置しておくと、踵《かかと》が臀部《おしり》に、膝が胸に近づき、そのまま固まるという、悲惨な状態になってしまいます（その状態で、転院してくる方もいる）。やはり少しずつでも動かしていかないと……というわけで、リハビリのスタッフに教えてもらいながら、優しく丁寧にやっております。

食べられる患者さんは、食事の様子を観に行きます。手つかずの方もいれば、我々ですと、主食《ごはん》と副食《おかず》を交互に食べるところ、主食なら主食だけを食べ続け、容器が空《カラ》になっても、スプーンをカチャカチャさせている方や（認知症に多い）、トレイの上の食器のうち、片側のものだけを食べるなど（半側空間無視と言う）、患者さんによっても様々です。また、食事の介助をすることもあり、スプーンを近づけ、口を開くかどうか、咀嚼《そしゃく》・嚥下の様子、食べるスピード、むせの有無など……一人にずっとは付き添えないので、途中ヘルパーさんと交代しますが。

さらに、寝ている様子を観るのも大事で、口は開《あ》いているか、閉じているか、呼吸は荒いか、穏やかか、舌根沈下《ぜっこんちんか》（ノドの奥に舌が下がる）はないか、その他、咳の有無、痰のからみ、嚥下、イビキ（閉塞性の呼吸）、あくび、無呼吸の有無など、観るべきところはたくさんあります。特に舌根沈下と無呼吸は、要注意です（九一頁、一五八頁）。

日常の処置、その他 ——当院の場合

病院によっても異なるでしょうが、当院のルーティーンを挙げますと……経鼻胃管や胃瘻の交換、気管カニューレの交換、尿道カテーテルの交換、中心静脈カテーテルの挿入（交換）、栄養管理（経管栄養、中心静脈栄養）、定時薬の処方、点滴の処方、酸素投与・調節、排便コントロール（座薬、浣腸も含む）など。

さらに私は、痰の吸引、褥瘡《じょくそう》や創《そう》の処置、耳垢《じこう》（耳あか）の除去、下顎《かがく》脱臼（顎《あご》が外れる）の整復、皮膚疾患があれば、全身を診るのに、入浴に付き添うなどもします。

この中で、私も含め、スタッフが苦労するのが痰の吸引で、ある患者Aさんの吸引が終わり、次のBさんに行こうとすると、またAさんがゴロゴロし始める……一日八回以上吸引すると痰が多いとされますが、十回、十五回以上の方も珍しくありません。

私が自分で吸引をするのは、痰の性状（色や粘性）を観るのはもちろん、〝咳〟の有無

をチェックすることにあります。吸引チューブをノドに入れると、普通なら激しく咳き込むところ、ほとんど咳をしない方や、チューブが気道に入りにくく、気道内の痰が取りにくい患者さんもいて、これらについては後で述べますが（危険な徴候、九一頁、一五七頁）、例の〝線を引く〟が頭に浮かびます。

また、褥瘡（七七頁）や創《そう》の処置も大変で、臀部《でんぶ》の褥瘡などは、身体を横に向け、同部を水で洗い、外用薬を塗布《とふ》、ガーゼその他で保護をする……身体を支《ささ》える人、処置をする人、最低二人は必要で、チェックをするのは、かなり負担です（私も毎日は厳しい）。

仙骨《せんこつ》部に7cm大の褥瘡を有する、脳出血後遺症の患者さん（五十代・女性）が、過去に転院してこられましたが、毎日処置をしながらも、治るのに一年以上かかりました。比較的お若いのに大きな褥瘡ができてしまったのは、糖尿病のコントロールが悪かったためと聞いています。

検査については、月一回の採血・採尿（ルーティーン）に加え、病状により、随時、採血、血液ガス分析、胸・腹部X線などを行います。さらに感染の疑いがあれば、痰、尿、血液の培養検査、他にも、骨折が疑われれば、関節や骨のX線、また必要に応じて、心臓・腹部の超音波、頭部、胸部、腹部のCTも行います。

非常勤の診療科として、消化器内科（上部内視鏡）、眼科（白内障、緑内障）、耳鼻咽喉科（嚥下の検査を含む）、皮膚科（主に褥瘡の診察）の先生方にお世話になっています。

個人的には、整形外科の先生もお願いしたいですが、現在は不在です。

＊経鼻胃管

医療行為の一つですが、既述の医療区分（二八頁）で考えると、経鼻胃管で栄養を流しているだけでは、療養型の適応にはなりません（区分2、3に該当しない）。特に二〇二四年の改定では制約が厳しくなり、患者さんは、これまで以上に、施設や在宅が推奨されるようになりました。

ところがここで困るのは、何年も胃管《くだ》だけで入院している患者さんに（それまでは比較的寛容）、今さら「施設に移って下さい」とは、もちろん言いづらいですし、さらに問題なのは、胃管を引き受けて下さる施設が、極めて少ないということなのです。

理由は、ご自分で胃管を抜いてしまう方がおられるからで（頻回《ひんかい》）……すると、それが病院であれば、すぐに医師が入れられますが、施設では、その都度、医師や看護師に往診をしてもらわねばならず、そのため胃管は敬遠されてしまうのです。これが〝胃瘻〟だと、自分で抜くことは少ないので、対応可能な施設もありますが、しかし、それが理由で胃瘻が増えるとなると、それもまた問題ではないかと思います。

＊尿道カテーテル

終末期、正確な尿量を知りたい場合や、鼠径部《そけいぶ》から中心静脈カテーテルを入れたのをきっかけに、尿道カテーテルを挿入する、などがありますが、これらについては、後で述べます（一三〇頁）。

リハビリテーション

寝たきりの方が多いので、病室での〝拘縮予防〟のリハビリが主体ですが、可能であれば、ベッドの端《はし》に座らせる（端座位《たんざい》）、ベッドから車いすに移乗《いじょう》させる（トランス、離床《りしょう》）などを行います。

リハ室では、各関節の運動、ストレッチ、器具を用いた上肢の運動（ボール投げ、輪投げ、風船バレーなど）、下肢は椅子からの立ち上がり、平行棒内歩行、ボール蹴りなど、また手先を使う作業療法（塗り絵、貼り絵、ジグソーパズルなど）も観察、さらに、歩行器や車いすでの散歩に付き添うこともします（他にも、構音・嚥下リハ）。

拘縮予防は重要で、リハビリだけでは不十分なため、既述の通り、屈曲した上下肢、股関節を伸展させ、医療用のクッションをはさむのが、私の日課となっています。看護師さんやヘルパーさんにも、協力してもらっています。

エビデンス

最近はメディアでも、〝エビデンス〟という言葉を耳にするようになりました。医療では、Evidence based medicine（ＥＢＭ根拠に基づく医療）と言われ、病気のリスクや薬の効果など、多くのデータをもとに、「これこれの人は、○○病のリスクが高い」とか、「○○病に対し、こういう治療が推奨される」といった内容で使われます。

たとえば、高血圧や糖尿病は、動脈硬化のリスクが高い（後に虚血性心疾患や脳血管障害）とか、アルコールによる肝障害（後に肝硬変、肝がん）など、聞いたことがあると思いますが……しかし、一度《ひとたび》寝たきりになった患者さんの、その後については、各自様々な要因が絡《から》んでくるため、将来の予測は簡単ではありません。

肺炎や尿路感染の併発《へいはつ》といった日常的なケースから、偶然、がんが見つかったとか、下肢の動脈がつまり壊死《えし》に至った、脳梗塞の予防薬で、逆に脳出血を起こしてしまったなど、様々な転帰《てんき》がある一方、脳梗塞で寝たきりのまま、二十年近く安定していた方や、クモ膜下出血の術後《じゅつご》、十三年を経てもなお、食事の摂《と》れている方（九十過ぎ）など、予測不能な例は、挙げればキリがありません。

むろんそうした状況は、一般の皆さんはご存じないわけですが、それでも転院してきた当日、いきなりご家族から、「あと、どれくらい持つでしょう?」といった質問を受けることがあります。その日初めての患者さんなので、むろんわからないのですが、ただ私が説明するのは、「今日突然、急変するかもしれませんし、一か月後、三か月後にも、同じような話をしているかもしれません」というものです。

これは拙《つたな》いながらも、末端の医師の偽《いつわ》らざるところで、先の予測は難しく、エビデンスなどというアカデミックな用語が、通用しにくい世界なのです。

第二章

無関係ではない余談

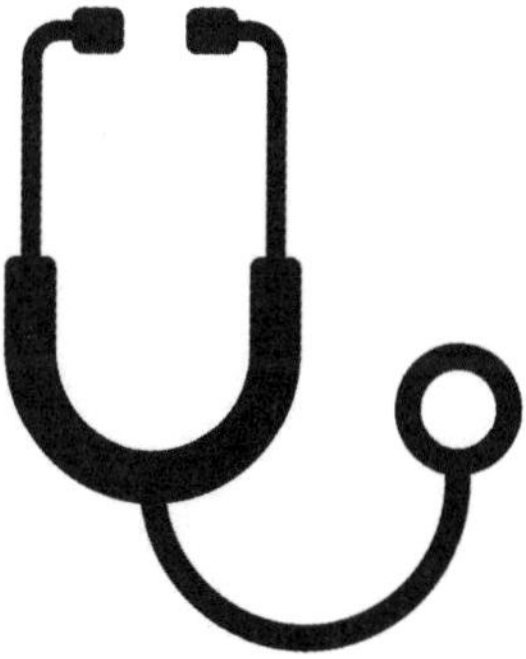

少々長くなりますが、お役に立てば幸いです。

よくある合併症（気道・尿路感染以外）

①便秘

高齢患者さん（特に寝たきり）は便秘が多く、時に〝腸閉塞〟を来《きた》すこともあるため、確実な排便コントロールが必要です（座薬や浣腸も使用）。

②下痢

療養型では、経管栄養や抗生剤による下痢（腸内細菌に影響か）が、問題となります。

③嘔吐

経管栄養の嘔吐が多く、その際は点滴に切り替えますが、ところが、点滴になっても（胃を空《から》にしても）、嘔吐することがあります。その際の吐物は、胃液や胆汁で、連日500ml以上になることもあり、終末期に問題となります（三五頁、一五四頁）。

④電解質異常

血中ナトリウム高値・低値、カリウム高値・低値が多く、原因の特定とともに、内服薬や点滴で調整します。

⑤帯状疱疹

免疫低下が疑われます。声の出せない患者さんは、発症時やその後の痛みも訴えられないので、早期発見・治療が大事です。

⑥白癬《はくせん》

水虫のことですが、これは足だけとは限りません。拘縮により、手指《しゅし》が開きにくくなったり、肘や股関節が伸ばせなくなった場合など、それぞれの箇所に、白癬を生ずることがあります（股部《こぶ》白癬という言葉もある）。特に清潔が肝要です。

⑦疥癬《かいせん》

ダニによる皮膚の感染で、怖い病気ではありませんが、強い痒《かゆ》みを生じます。発疹の部位をピンセットで摘《つま》み取り、顕微鏡で成虫や虫卵を探します。感染力が強い例もあるため、患者さんは個室対応（隔離）となり、スタッフはコロナと同レベルの防護服を着用しなくてはなりません（感染するとスタッフも休み）。一度診ると忘れませんが、経験がないと、診断が遅れる場合もあります。

⑧巻き爪

もともと爪は、両端が曲がる性質があります。特に足の場合、普段立っていれば、地面の圧が趾《ゆび》にかかり、両端は曲がりにくいのですが、車椅子や寝たきりになると、圧が減り、爪が巻きやすくなるというわけです。

⑨耳垢《じこう》

耳あか程度と侮《あなど》るなかれ、難聴の原因になります。耳鼻科は専門外なので、無理のない程度に除去します。〝耳垢水《じこうすい》〟を点耳すると、多少取りやすくなります。

⑩関節拘縮《こうしゅく》

関節周囲の皮膚や筋肉が固くなり、関節の動きが悪化、最終的に固まってしまう状態を言います。肘、膝、股関節が固くなると、病衣《びょうい》が着脱させにくく、清潔も保ちにくくなるため、日々動かすことが肝要です（五八頁、一五九頁）。

⑪下顎《かがく》脱臼

脳梗塞後遺症とパーキンソン病の患者さんで、顎《あご》がはずれる例を経験しました。あくびで口を閉じる際、カクッとなると要注意です。予防には、専用のバンド（購入）を装着しますが、効果は十分でないことが多いです。

＊嫌な話をしますと、顎がはずれたまま（口が開いたまま）関節が固くなると、亡くなられた後も口は閉じず、外見上よろしくありません。

⑫起立性低血圧

療養型では、立てる患者さんが少ないので、〝座位性低血圧〟とでも申しましょうか。人は寝た姿勢では、心臓と頭と足は同じ高さにありますが、立位や座位では、頭は心臓より高く、足は低くなります。すると血液は、足には重力で流れやすい一方、頭へは重力に抗《こう》して血液を送らねばなりません。ところが人は、意識して血圧を上げることはできず、自然と身体《からだ》が調節してくれる……そういう働きを担《にな》っているのが〝自律神経〟なのですが、ところがそれが障害されると、立位や座位で血圧が下がり、起立性（座位性）低血圧となるのです（失神することもある）。なお、既述の通り、〝貧血〟とは異なりますので、その点はご注意下さい（三二頁）。

⑬食事性低血圧

食事中や食事後に、テーブルに伏《ふ》してしまう患者さんがおられ、測定してみると血圧が低い……ベッドに寝かせると覚醒《かくせい》し、その際、血圧は正常化している、というのを、時に経験します。食事をすると、胃や腸が活発に働くため、血液の需要が多くなりますが、その分、頭のほうがお留守になるというのが、おおよその機序です（これも自律神経系）。

⑭蜂窩織炎《ほうかしきえん》

主に大腿や下腿の皮膚が、広範囲に赤く腫れ、熱を持ちます（細菌感染）。

点滴の抗生剤が有効ですが、感染を繰り返すこともあります（一三一頁）。

⑮胆石

採血で肝障害がみられた際など、腹部ＣＴで発見される場合があります。結石が胆管にはまると、胆汁《たんじゅう》が流れず黄疸《おうだん》を来《きた》し、危険な状態になります（内視鏡で石を除く方法があるが、基幹病院への転院を要す〈一三八頁〉）。結石除去を行わない場合は、胆道系の感染に対し、抗生剤で経過を観ます（自然と石が腸に流れ、改善することもある）。

⑯尿路系の結石

腎、尿管、膀胱結石があり、血尿の際、腹部ＣＴで確認されることがあります。薬では治せないため、そのまま経過を観ることが多いですが、結石があると、感染を起こしやすくなります。

＊理由がなければ、ＣＴは撮らないので、胆道系も尿路系も、知らぬ間に結石ができているという感じです。申し訳ありません（一四〇頁）。

⑰浮腫《ふしゅ》（むくみ）

心、肝、腎疾患が有名ですが、療養型では、栄養不良も問題となります（八一頁）。また、点滴過剰が原因のこともあり、医師も注意を要します（一二四頁）。

⑱胸水・腹水

当院は、腹水に比べ、胸水の例が多いです（原因は、肺炎や心不全の他、点滴過剰な場合も）。「肺に水が溜《た》まる」と言われますが、肺の中ではなく、肺の周囲の隙間《すきま》に溜まるので、そこはご注意下さい。他方、腹水は、〝肝がん〟の末期が多く、残念ながら治療法はありません。

⑲褥瘡《じょくそう》（床ずれ）

主に寝たきりにより、圧迫される部位の血流が低下し、皮膚が損傷される状態を言います（はじめから褥瘡ありで、転院してくるケースも多い）。臀部に多く、進行すると、筋肉や骨まで達することもあります。毎日処置を行いますが（六三頁）、高齢患者さんは、回復が難しいです。

⑳圧迫骨折

動ける患者さんは、ベッドの端《はし》に座ろうとした際、そこから滑《すべ》り落ち、床に尻もちをつくことがあります。X線を撮ると、胸・腰椎の圧迫骨折を認め……それを機に痛みで動けず、寝たきりになってしまうこともあるため、注意を要します。夜間は、〝体幹抑制〟（転落防止）をさせていただくこともあります。

㉑けいれん

〝てんかん〟という病気がありますが、けいれんは、てんかんの症状の一つです（ふるえとは異なる）。当院は、脳血管障害後遺症の患者さんが多いですが、発症後、半年以上経ってから、けいれんを起こすことがあります（遅発《ちはつ》性けいれんと言う）。脳の病変（脳血管障害、脳腫瘍など）が原因で起こるてんかんを、〝二次性てんかん〟と言いますが、当院はこのケースが大半です。けいれんの際は注射剤で止め、その後は、内服の予防薬を用います。

㉒がん（一三四頁）

転院してくる患者さんは、貧血の方が多いですが、進行したため内視鏡を施行したところ、〝胃がん〟が発見されたケースがありました。他にも、腹部ＣＴで〝肝がん〟が確認されたり、女性ですと、何年かに一人、〝乳がん〟を診ることがあります。残念ながら手術の適応はないため、経過観察となりますが、乳がんが皮膚に達すると、外見上、かなり厳しい状態になります。

栄養について　その一

経口摂取をした食物《しょくもつ》は、胃で分解、腸で吸収されます。その成分は、主に蛋白質、糖質、脂質があり（三大栄養素）、中でも人の栄養状態は、血中のアルブミンという蛋白が指標となりますが、転院してくる方は、すでにその値が低いことが多いです。

食事をしていたのが、肺炎などで禁食になると、その後はまず経管栄養を試みますが、しかし痰や嘔吐でそれもできなくなると、次は高カロリー輸液に移行します。ところが、ここで問題なのは、

①直接血管に入れる点滴より、もとの食事や経管栄養（ともに腸から吸収）の方が、栄養的には優れていること

②高カロリー輸液は、肝機能障害をきたし、いずれは使えなくなること

この二点がネックになります。

感染で状態が悪化すると、点滴に頼らざるを得ない。しかし点滴にすると、栄養が不足し、抵抗力も落ちるので、より感染を起こしやすくなる。しかも肝障害を来すと、点滴のカロリーを下げざるを得ず、さらに身体《からだ》が衰弱する。この悪循環に陥《おちい》るのです（一五三頁）。

また、栄養不良になると、①褥瘡を起こしやすくなる、②血中のアルブミンが低下し、〝浸透圧《しんとうあつ》〟という難しい話になりますが、血管内の水分が血管の外に染《し》み出し、それが浮腫《むくみ》や胸水を引き起こす……こうなると、もういけません。

余談ですが、若いうちは、コレステロールや中性脂肪など、脂質が高いと不健康とされますが（脂質異常症、昔で言う高脂血症）、高齢で寝たきりになると、脂質が異常に低くなるケースが多く、むしろ高脂質のほうが、お元気なこともあるぐらいです。

いずれにしても高齢患者さんは、何よりもまず栄養が大事で、最終的にはその投与法、経鼻胃管（胃瘻）や中心静脈カテーテルが、鍵を握ってくるのです（一六二頁）。

栄養について　その二

ところがまた、その高カロリー輸液ですが……まず高カロリーと言っても、さほどカロリーは高くありません。１号液と呼ばれるものは、1000ml≒550kcal、2000ml≒1100kcal程度、２号液でも1000ml≒800kcal、1500ml≒1200kcalぐらいで……さらにもう一段上の３号液というのもありますが、まず用いることはありません。というのも、高齢患者さんは、１号液でも（一日たった550kcalでも）、肝障害を起こす方がおられ、使うとしても、せいぜい２号液までなのです。

加えて問題なのは、カロリーを上げようとすると、点滴の量、つまり水分も増えてしまうんですね、当たり前ですけど（極端な話、一滴100kcalの点滴はありません）。たとえば、褥瘡の患者さんには、最低でも1000kcalは入れたいのに、浮腫《むくみ》や胸水があると、十分栄養が入れられず（水分も入ってしまうため）、結果、褥瘡も改善しない……まさに線を引かざるを得ない、究極の状態に陥ってしまうのです。

少しでも栄養を増やす方法として、

①〝脂肪製剤〟を用いる（詳細は割愛。私は使っています）

②高カロリー輸液に少量の経管栄養を加える

などがありますが、いずれも十分とは言えません。特に②ですが、高カロリーの1号液（約550kcal）に、経管栄養100kcal（＝100ml）を、朝、昼、晩三回入れようとしても（計800kcal／日以上を目指す）、一回たった100ml入れただけでも、明らかに痰が多くなり（胃からノドへの逆流か）、断念せざるを得ないことがしばしばなのです。このように後半になるにつれ、徐々に使える手段が少なくなっていきます。

抗生剤の話

かつて日本は、世界的にみても、抗生剤を多く使う国だったようです。特に高齢になるほど使用量は多く、結果、耐性菌（抗生剤に抵抗力のある菌）の出現や、医療費増大の問題につながり……そうした経緯からか、以前内科の学会で、「高齢者への抗生剤の使用は、何回程度が望ましいか」といった、少々怖い問題提起がありました。

点滴の抗生剤を二週間以下まで使うのを一回とし、それを何回までにすべきかという議論なのですが……最終的にその会では、「数回程度が望ましい」との結論だったと記憶します。これは決定ではなく、制約もありませんが、極めてシビアな話です。

というのも、当院などは、すでに前医で抗生剤が使われてくるのは日常的で、さらに当《ウ》院《チ》でも使うとなると、計十回以上になることも稀ではありません。中には、月一回程度、尿路感染を繰り返す方もおられ、しかし、そうした方々（ご家族）に、「次は使いません」とはさすがに言いづらく……（結果、数年お元気）。

仮に、転院してきて肺炎を起こし、治療もせずに亡くなったとなれば、「あの医者は、何もしてくれなかった」と悪いウワサが立たないとも限りません。私も自他ともに認める小心者ですので、さすがにそれは……私自身、特に何回と決めているわけではありませんが、「数回程度が望ましい」とする先生方、やはりそれも、重大な〝線引き〟と言えるのではないでしょうか。

平均寿命の誤解

衝撃！　一九六〇年当時の男性の〝平均寿命〟は六十五年。ゆえに、一九六〇年生まれの男性は、二〇二五年に平均寿命（六十五歳）に到達します……。

「え？　ウソでしょ？」と、思うかもしれませんが、そうなのです。皆さんが、平均寿命の定義を間違っているのです（一五頁）。


毎年発表される平均寿命には注意が必要で、つまりそれは、小児から高齢者まで、一年間に亡くなった方々全員の年齢を平均したもの、という意味ではなく……

正しくは、「その年に生まれた〇歳の子供が、生存するだろうと考えられる平均の年数」を表したもので、すなわち皆さんが思っている、〇〇万人の死亡者の年齢を足して、〇〇万人で割ったというような、単純なものではないのです。

難しい計算法は省《はぶ》きますが（私にも無理。厚労省のホームページをご覧下さい）、たとえば、二〇二二年の男性の平均寿命が八一・五歳というのは、「二〇二二年に生まれた男児が、平均八一・五歳まで生きるだろう」という推定の年齢のことであり、つまりこの先、未来の話なのです。

毎年、平均寿命が延びているのは、何となくご存じだと思いますが、だとすると、時代をさかのぼれば、逆にそれは短くなっていくはずで。事実、男性の場合、二〇〇〇年は七七・七年、一九九〇年は七五・九年、一九八〇年、七三・三年、一九七〇年、六九・三年、一九六〇年は六五・三年と。つまり、一九六〇年生まれの男性は、二〇二五年に六十五歳になりますから、平均寿命に到達すると……ね、ビクッとしますでしょ。

ですから、二〇二×年に八十×歳になった男性と、その年の平均寿命を比較するのはおかしな話で、「父も八十×歳で亡くなりましたが、平均寿命を全《まっと》うしたので、まぁ、仕方ありません」なんて、その父の寿命は、もう二十年も前にとっくに過ぎています。

〝人生１００年時代〟みたいなコピーがあるから乗せられるので、確かに百歳越えの方も多くなりましたし、今後も医療は進歩するので、この先どうなるかはわからないにしても、ただ、平均寿命の定義自体は、今申し上げた通りなのです。

毎年、敬老の日に、お元気な〝百歳さん〟をニュースで見ることがありますが、あれは珍しいからニュースになるのであって、これを読んでいる皆さんが、そうなるかどうか……そんなこと、わかるもんですか。


現在、そしてこれからも、高齢者さんを悪く言うつもりはないにしろ、私自身、「百歳まで生きたいか？」と問われたら……仮に身体《からだ》が丈夫であっても、思考が保てているかは疑問ですし、結果的に百まで生きたら、それはそれで運命でしょうけれど、まぁ、早めに若い方に道を譲りたいものです。

なお、派手に不安を煽《あお》りましたが、もう一つの指標、〝平均余命《よめい》〟を調べてみると（厚労省の簡易生命表を参照）……「ある年齢の方々が、今後平均、何年生きられるか」という期待値を示したものですが、それによると、そんなに慌てる話でもないみたいです。

ピンピンコロリ　その一

この言葉には、どこか明るいイメージがあります。「近所の〇〇さん、ボランティアをなさっていたのに、急に亡くなった」とか、そんな感じでしょうか。それを聞いた皆さんも、「そんな死に方がいい」と思っているかもしれませんが……しかし、ここで重要なのは、何でお亡くなりになったのか、その原因のほうなのです。

専門的には〝突然死〟という言葉があります。それは、「瞬間死、もしくは急性症状の発現後、二十四時間以内の死亡で、外因死を除いたもの」と定義され、主な原因には、心疾患（心筋梗塞、不整脈、心臓弁膜症、大動脈解離など）や、脳疾患（くも膜下出血、脳出血など）があります。

瞬間死や、病院を受診せず亡くなった場合など、死因は解剖してみないとわからないのですが……ですから、ピンピンコロリでよかったとする一方、「原因不明のままでいいのか？」という見方もあります。

また、病院にもかかわらず、わが療養型でも、突然死を経験することがあります。それは、特に夜間、看護師さんが一時間前に巡視《じゅんし》した時は問題なかったのに、次に回ったら亡くなっていた、というケースで……。当院は、死亡後の検査や解剖ができないため、死因の特定は難しく、むろん先の心疾患や脳疾患も否定できませんが、その他《た》の原因として、以下の可能性があります（あくまでも可能性）。

ピンピンコロリ　その二

全国共通かどうか、昔から病院には〝痰づまり〟という言葉があります。それは、「気道に痰がつまり、呼吸困難になった」という、まるでそのままの俗語なのですが。もともと肺炎で痰が多い場合はもちろん、そうでない方にも、同様のことは起こり得ます。というのも、そもそも人は、一日1リットル以上、唾液を分泌しており……寝ている患者さんは、ノドの奥にそれが垂《た》れ込み、しかも嚥下が悪いとなれば、絶えず誤嚥のリスクがあります。さらに口を開いていれば、唾液は乾き、粘《ねば》り気も強くなるため、つまる可能性もあるのではないか（普段から〝無呼吸〟があればなおさら）、というわけで。

また、私自身、患者さんを吸引してわかることは、普通ならチューブを入れれば強く咳き込むところ、まったく咳の出ない方や、何度トライしても、チューブが気道に入りにくく、（気道内の）痰が十分引けないことも少なくありません（六三頁、一五七頁）。

前にも言いました通り、そうした患者さんは、いつ呼吸が止まらぬとも限らず（まさに〝線を引く〟に該当）、あらかじめそのリスクを、ご家族に説明しています。痰づまりと言うと聞こえが悪いので、個人的には〝喀痰《かくたん》排出困難〟と命名していますが……繰り返しになりますが、あくまでも可能性で、実際は解剖してみないとわかりません。

ところで、明るいイメージに話を戻すと、ピンピンコロリを成就《じょうじゅ》するには？……

不謹慎ながら、生活習慣病を放置し〝心筋梗塞〟になるか、見つかった動脈瘤も無視し〝くも膜下出血〟になるぐらいですが、まぁ、ほとんどお勧《すす》めできません。

それと、入院時のご家族の希望が、「とにかく苦しまずに」というものだったので、ピンピンコロリも悪くないかと思いきや、いざ突然お亡くなりになると、「何が起こったんです？」と急に怖い顔をされたりして……（世の中、難しい）。

突然死に加え、次の〝老衰〟などもそうですが、医師としてやはり、「死因は何だったのか」という疑問は残ります。個人的には、患者さんが苦しまず、ご家族には考える時間が与えられる、〝ソフトランディング〟の終焉《しゅうえん》が望ましいと考えるのですが、これについては後で述べます（一六六頁）。

死亡診断書（老衰？）

死亡診断書を書く時は、いろいろ苦労します。

特に中小零細病院は、土日や休日に検査ができないため（当院もしかり）、そこで突然亡くなられると、死因の特定が難しく、また主治医が不在で、他の医師がお看取りしたような場合も、普段患者さんを診ていない分、さらに診断が難しくなるわけです（「〇〇だろう」という推定にならざるを得ない）。

そのため死亡診断書は、記載する医師により、内容が異なる場合もありうるわけですが、それもやむをえないかと思います。〝異なる〟というのは、他の医師の診断書を見て、「私なら〇〇と書くかも……」と思う、その違いのことです。

ですから、それをもとにした〝死亡原因〟というのも、かなり曖昧《あいまい》というか、二〇二二年の我が国のそれは、一位が〝がん〟、二位が〝心疾患〟、三位が〝老衰〟でしたが、「老

図1．死亡診断書（一部）

Ⅰ	（ア）直接死因		発病（発症）又は受傷から死亡までの期間 ◆年、月、日等の単位で書いてください ただし、1日未満の場合は、時、分等の単位で書いてください （例：1年3ヵ月、5時間20分）	
	（イ）（ア）の原因			
	（ウ）（イ）の原因			
	（エ）（ウ）の原因			
Ⅱ	直接には死因に関係しないがⅠ欄の傷病経過に影響を及ぼした傷病名等			

衰って、そもそも病名か？（定義は何ぞや）」というのと、「そんなに老衰って多いか？」という気がしないでもなく……やはり、正確な診断が下せていない現れのようにも思うのです。

図1は、実際の死亡診断書の一部ですが……。

たとえば、三年前に脳出血で倒れた患者さんが、その後肺炎を繰り返し、今回も肺炎を発症（X線で診断）、五日でお亡くなりになったとした場合。

Ⅰ（ア）直接の死因は〝肺炎〟で、期間〝約5日〟、（イ）は、疑われれば〝誤嚥〟、（ウ）は、〝脳出血後遺症〟と書く医師もいれば、（ア）は〝肺炎〟で同じですが、（イ）～（エ）は記入せず、Ⅱに〝脳出血〟、期間〝約3年〟と書く医師もいるかもしれない……（この場合、（ア）の〝肺炎〟は同じなので、さほど変わりはありませんが)。

ところが、これが休日で、検査ができず、一日で亡くなったとしたらどうでしょう。その日熱が出て、痰が多かったとしても、X線が撮れないので、肺炎とは言い切れず……(気道感染以外でも、熱が出れば痰が増えることはある) しかし、過去にも肺炎があったので、「おそらく今回もそうだろう」ということで、(ア) 直接の死因、〝肺炎〟で、期間〝約1日〟と書く医師もいれば、確実なことが言えないので、(ア) 〝脳出血後遺症〟、期間 〝約3年〟と書く医師もいるかもしれない。また、患者さんが九十代と高齢であれば、(ア) 〝老衰〟と書く医師もいるかもしれず……。

というわけで、ピンピンコロリにしても、老衰にしても、原因の特定は難しく、死亡診断書の記載には、迷うことも少なくないのです。

認知症を疑う徴候

話は少し変わりますが、同じ線引きでも、〝認知の線引き〟とでも申しましょうか。私個人の感覚で、教科書的ではありませんが、同居の場合はもちろん、たまに帰省した若手が、親御さんを見てイライラすることがあったら、「何やってんのよ（怒）」みたいな感じを持ったとしたら……認知症を疑ってもよいかもしれません。公共の場で、若手がご年配を叱っているような場合など、おそらくそうではないかと。とにかく、絶えずアンテナを張っておくことをお勧めします。

また、高齢のご夫婦、特に老々介護の世帯では、お一人が欠けると（入院、死亡など）刺激がなくなるのか、残されたもうお一人が認知症になるのもよくある話で、高齢者さんは、何よりもまず、お一人にしないことが重要に思われます。

独居《どっきょ》の方は、薬を正しく飲めないことも多く（飲み忘れ、大量服薬など）、医師もその処方には、慎重にならざるを得ません。それよりもまず、どなたかに関わっていただき、薬の管理も含め、安全な日常を確保する方が先でしょう（同時に〝デイサービス〟など、社会性を持たせることも大事）。

ですから、「高齢者を見たら、認知症を疑え！」と、常々私が感ずることですが、年を重ねれば、誰にでもそのリスクはあり、恥ずかしいことではありません。むしろ認知症の手前、〝軽度認知機能障害〟（ＭＣＩ mild cognitive impairment）の段階で、発見できるかどうかが鍵なのです（二〇二四年、〝認知症基本法〟元年）。

外来患者さん（五十代・男性）に、八十代の親御さんのことを尋ねると、「ウチはまだ大丈夫ですよ、よく本も読んでるし、病院なんか来やしませんよ」とおっしゃる方がいますが……この「ウチはまだ」が、極めてあやしいのです。

認知症と診断されたら、手遅れとは言わないまでも、多くの心配事が出てきます（火の不始末、入浴中の事故、金銭トラブル、他）ですから、「高齢者を見たら、認知症を疑え！」と、これは失礼でも何でもなく、超高齢社会のスローガンにしたいぐらいです（これを聞いて気を悪くする人も、あやしい）。

運動能が低下してきた場合

年齢《とし》とともに、身体《からだ》の不調も多くなりますが、最近よく、以下の言葉を耳にするようになりました。

①フレイル

加齢とともに心身が衰え、様々なストレスに対し、脆弱《ぜいじゃく》になった状態。身体的フレイル、精神・心理的フレイル、社会的フレイルがある。健康体から介護に至る途中の段階とされる。

＊frailty（虚弱）が語源

②サルコペニア

加齢により、全身の筋力や筋肉量が低下した状態になること。フレイルに比べ、骨格筋に焦点を絞った考え方。

＊sarco（筋肉）

③ロコモティブシンドローム

骨、関節、神経、筋肉など、運動器の障害により、立ったり歩いたりするための身体能力（移動能力）が低下した状態のこと。自立した生活が困難になり、介護のリスクが高まる。

＊locomotive（移動力のある）

④廃用症候群

長期の安静や運動量の減少により、心身の機能が低下すること。運動が不足すると、筋力低下や筋委縮をきたす。

いずれもよく聞く言葉ですが、ただあえて言いたいのは、動作が鈍《にぶ》くなった、歩き方が不自然になったなどの場合、何でも、フレイルだ、サルコだ、ロコモだ、年のせいだ、にされてしまうことがありますが、注意すべきは〝パーキンソン病〟の存在です（症状としては〝ふるえ〟が有名だが、目立たないことも多い）。

本疾患は加齢とともに増加し、近年問題となっていますが、この病気の難しいところは、採血、CT、MRIなど、通り一遍の検査では、異常が発見されにくいということです。専門の医師が診察し（脳神経内科）、それを疑わなければ、診断につながりにくいのです（注意しないと、長年放置されてしまうケースもある、一三九頁）。

パーキンソン病か、症候群かの違いはあっても（詳細は割愛）、まずは症状の有無を見極めないといけません。そのため、動作が鈍い、歩き方が不自然などの症状が見られたら、一度、脳神経内科を受診するようお勧めします。なお、パーキンソン病は、運動がしにくくなる病気であって、筋力が落ちる病気ではないので、その点は誤解のないよう……。

というわけで、認知症ほどではないものの、高齢者に多い疾患のため、「高齢者を見たら、パーキンソンを疑え！」と、これもまた、スローガンにしたいぐらいです。

病院に行きませんか

高齢者さんが、健康診断や、がん検診、物忘れ外来などに行きたがらない場合……。
私が考えるのは、地域で評判の医院やクリニック（主に内科）に問い合わせ、受付か看護師さんに、相談してみるのはいかがでしょう（いきなり医師《せんせい》に聞くのは難しいでしょうから）。あるいは、保健所に相談してみるとか。何かアドバイスをいただけるかもしれません。

私が息子さんに伝授し、たまたまうまくいった例を紹介しますと……、
息子さん「聞いた話だが、今は数人に一人が〝がん〟になる時代だそうだ。ここに、オレら夫婦と、親父とお袋、四人がいる。オレも嫁さんも、健康診断で問題なかったが、だとすると、親父かお袋、どちらかが〝がん〟かもしれないじゃないか。オレはそれが心配なんだ。オレは、二人が苦しむ姿を見たくないんだ（ここは迫真の演技で）、だから病院

に行ってくれないか……」（がんを認知症に置き換えてもよい）

それでもダメなら、「病院に行きたくなければ、往診もしてくれるそうだが（私なら行きますけど）」と向けると、「バカな、医者なんかに来てもらわなくていい！」と言って、ご夫婦そろって来院したケースがありました。

あとは、お金の話？（これも私が伝授）

息子さん「がんになると、相当金がかかるらしい。親父とお袋の年金だけで、賄《まかな》えるかどうか。二人そろって入院なんてことになると、家でも売っ払わねぇと、やってけねぇかもしれねぇぞ（ちょっと言わせ過ぎ）」

……何だかんだ、お金のことは気になりますので、身につまされる高齢者さんも多いようです。

以上、あらゆる手段を講《こう》じ、日常の病気だけでなく、がんの検診や物忘れ外来、何でもいいので、とにかく病院に来させる方法を考えてみて下さい。ただ、そういう時に、相談に乗ってくれる身近《みぢか》な医師を見つけるのが、一番の難題かもしれませんが。

患者の私が最も苦痛だったこと

それは、鎮静剤なしで行われた〝大腸カメラ〟でした。前にも言いました通り（三六頁）、私は大学生の頃、腸の病気で入院したことがありましたが、その時受けた大腸カメラ、もう、あれほどつらかったことはありません。

当時のカメラは、おそらく今より太く、フレキシブルでもなかったはずで。ですから、ハラワタをかき回されるような激痛で、七転八倒。あれはもう、二度とゴメンです。その後は、鎮静剤（注射剤）で寝かせてもらい、ずいぶん楽になりましたが、あれが〝がん〟の痛みに近いものだとしたら……。

私は緩和ケアの専門ではないので、無知な発言かもしれませんが、がんに麻薬の鎮痛剤を用い、その上でどうしてほしいか？と問われたら……何はともあれ、寝かせてほしいですね。私には、がんを機に一念発起、残りの人生、何かに賭けるといった、気力も根性もありませんので。人によっては、「すいません、寝かせて下さい」いうのも、十分ありだと思うのですが。

告知の話

がんではありませんが、私も病気の告知を受けたことがあります。大学時代、腸の病気で入院した際、一週間経っても、何の説明もなかった時の話です。

拙著『贅沢な悩み　ゆう子の思うツボ？』より（一部改変）——

〇〇〇〇年代、「告知」という行為は、現在《いま》より何倍も重みがあったと思います。難しい病気はなんでも癌が連想されたし、当時はまだ、「癌イコール不治の病」のイメージが強かったですから。事実、「説明がないのは、何かあるに違いない」との不安から、にわかに私は落ち着かなくなりました。布団をはいだりかぶったり、居ても立っても居られない……。

しかたなくその日の夕方、廊下で主治医に声をかけ、病気について尋ねてみました。するともともと口数の少ない人でしたが、「知らないのか」とでも言わんばかりの表情で、なんの前置きもなくぼそっと、ある病気の名を私に告げました。患者にすれば最も大事な告知の場面だというのに、それはものの三十秒にも満たない、廊下での立ち話に終わりました。

その呆気なさとコトの重大さがどうしても結びつかず、私は反応することができませんでした。それは癌ではなかったものの、原因不明の難しい病気で……私はその場に突っ立ったまま、全身血の気が失《う》せるのと、廊下の色が黄色く変わっていくのを感じました。正式には、厚生省（現厚労省）の「特定疾患」と呼ばれるものですが、現在《いま》でも〝難病〟という言葉は残っていて、場合によっては手術も要する、油断のならない病気なのです。

講義で習い、少しは私も知っていて、即行手近の教科書を読みあさったのですが（医学書持参の真面目な入院）、「冷たい書き方してくれるよな」と。専門書とはそうなのかもしれませんが、その形式的な記述からは、すがる者への拒絶が感じられたのです。

と、以上を踏まえ……少々古めかしい話をします。

何を今さらと言われそうですが、あえて素人目線で。

地域や施設、個々のケースにもよるでしょうが、近年、がんの告知は、直接本人に伝えるのが一般的なようです。聞いた範囲では、（ご家族にも伝えず）ご家族同席のもと、本人に伝える、といったやり方だそうで。

かつては〝がん＝不治の病〟とされ、今より数段恐ろしい病気でした。その告知は、死の宣告を受けたに等しく……そのため患者には、〝知りたくない権利〟というものがありました。そうした経緯から、一九九〇年代までは、本人に伝えてよいか、まずご家族に相談する方が先で、結果、伝えないとなれば、〝原因不明〟のまま最期まで通す、そんな時代がありました。

ところが最近は、直接本人に告知をする……その背景には、

①患者数が増え、情報量が多くなった
②改善が見込め、治療に本人の協力を要する
③日本人の意識の変化（告知を希望する患者が増えた）

などがあると思います。

直接本人に伝えるのを、いつ誰が決めたのか？　おそらく欧米の指針に習い、医療者、有識者の間で決めたに違いありませんが……ただ、あまりに強引で、一方的すぎやしませ

んか？　聞かされた側は、ぶっ飛んでしまいます。告知を受けた後の、本人とご家族の場面を想像してみて下さい。おそらくその晩、その一家は、お通夜みたいな空気でしょう。何しろ生まれて初めての、しかも生死に関わる問題ですし、直接本人に話すのが普通なんていうのも、知らない人が大半なのですから。

日本人の数人に一人が〝がん〟になる時代。だとすると、医療者自身もその可能性は十分あるわけだから、自分が告知されるぐらいの覚悟を持って、患者に対峙《たいじ》してほしいのです。病院にとっては日常でも、患者にとっては究極の非日常であることを、くれぐれも忘れず……。

〝がん相談支援センター〟という部署がありますが、あれは診断された後に行くところであって、つまり最初に説明をするのは医師だから、何よりも医師は、告知のしかたに気を配ってほしいのです。

たとえば、初めから〝がん〟とは言わず、まず「腫瘍が見つかりました」と。次に「良性か悪性かと言われれば、悪性の可能性が強いです」と。患者さんから、「それは〝がん〟ということですか」と問われたら、「その可能性が高いと思います」など、この段階を踏むだけで、受け取る側も、少しは楽になるのではないかと……。

確かに、そんなことばかり考えていると、医師も疲弊《ひへい》してしまいますが、ただ、入院期間短縮のため、早めにコトを済まそうとするのだけは、やめていただきたい。私が患者なら、そう思います。

また、高齢患者さんや不安の強い患者さん（精神科レベル）の中には、がんであっても、「絶対、言わないでほしい」と思う方が、一定数おられるのも事実だと思います。医療者の尺度《しゃくど》で、何でもマニュアル通りに、話を進めていいとは思えません。すでに実施されているとは思いますが、「がんであったら、告知を希望するか否か」、前もって（文書等で）患者に確認することを、ぜひお願いしたいです。

後ほど、リビング・ウィルで、がんの告知を希望しない方の話が出てきますが（第四章）、さてどうしますか、医療者の皆さん、考えてみて下さい。

以上、がん患者さん（数名）から聞いた話を元にしたものですが、専門の先生方、失礼がありましたら、お許し下さい。

他方、一般の皆さんも、〝がん〟のことで医師に不満を持つ前に、まずは健診を受けて下さい。よろしくお願いします。

病理解剖

かつて、ある難病の患者さん（非常に稀《まれ》な疾患）が、当院に入院していました。すでにご家族は余命を宣告され、大学のA科に入院していた時から、「亡くなったらぜひ解剖し、医療に役立ててほしい」とおっしゃっていただき、その件は私も承知していました。

ところがある日、その患者さんが、亡くなられた時のことです。A科に連絡し、解剖の手続きを進めてもらおうとしたところ……先方から、「解剖に三十万円かかる」（二〇一〇年代の金額）という、耳を疑う返事が戻ってきました。

大学で亡くなった場合は無料だが、外からの場合は、費用がかかるのだそうです。当初は私も激怒しましたが、言われてみれば、解剖を行うのはA科とは別の科だし、費用がかかるのも当然の話で（人件費、各種消耗品、その他）……ただ、A科がそれを（研究費で）出してくれる気配もなければ、私一人が出すには高額すぎるし、まさかご家族に「三十万円かかる」など、言えるはずもないし……。
当時、病理解剖の件数は、研究に支障が出るほど、減少していると聞いていました。本例は、学術上、極めて貴重であると同時に、ご家族の側からお申し出いただいた、実にありがたいケースであって、そのご厚意を無駄にできないのは、各自全員わかっているのに、どうにも、いかんともしがたく……。

ところが、ふと、ひらめいたのが、実はもう一か所、解剖に力を入れている関連施設があるのを思い出し、そこに問い合わせてみたところ、ありがたいことに、無料で解剖をしていただけるとのこと……ただ問題なのは、その施設は非常に遠いんですね、七〇キロぐらい離れたところで。解剖に時間がかかる以前に、往復だけでも大変だし、それでもご家族に相談したところ、躊躇《ちゅうちょ》なく同意いただき、もう、感謝の言葉もございませんでした。

その後、葬儀屋さんに事情を説明、施設までの送迎をお願いし、お見送りをしようとしたまさにその瞬間《とき》、よくぞ私も気付いたものです。葬儀屋さんに、「搬送代は、私に回して下さい」と……（もしそれがご家族に回っていたらと思うと、ぞっとする）。

実際、後日請求書が来て、倒れました。解剖の費用の三分の一強？……

確かに、往復を考えれば、普通のタクシーでも、という距離だし、解剖の間、待機している時間（数時間？）もあるわけで……けれど、ご家族の、文字通り身を切るようなご厚意を考えれば、黙ってそこは自腹です。その選択（遠方に送る）を決めたのは、私なので……本当にそれぐらい、病理解剖というのは、貴重なものなのです。

集団生活の難しさ

基幹病院でも療養型でも、最近は認知症の方が様々な病気で入院され、診療に苦慮することが多くなりました。特に大声の出る方への対応が難しく、「オ〜イ、オ〜イ」や「タスケテ〜ッ」など、長時間叫び続け、スタッフが行くと落ち着きますが、離れるとまた大声と、その繰り返しなのです。

そうした患者Aさんの、近くの個室にいるBさんのご家族から、「あんな大声を出されては、うちの母がかわいそうだ。何のために、高い差額代を払っているかわからない」と、お叱りを受けたことがありました（すいません、私、主治医ではないのですが）。

確かに、聞かされる側にすればもっともな話で、それが元で不眠になったBさんに、眠《みん》剤《ざい》を出すなどとなれば、本末転倒もいいところ……。

そのため、大声のAさんに、落ち着いていただく薬（精神科の薬）を使うわけですが、すると静かになるのはいいものの、逆に活気がなくなり、それはそれで心配なのです。薬の影響で、動作が鈍くなり、食事量も減るなど、長い目で見れば、寿命にも影響しかねない……（大げさではなく）。

つまり、何でも静かにさせればいいわけではないことも、ぜひ知っておいていただきたいのです。医師は、多方面に気を配らなくてはいけないのです。

＊認知症の薬や、興奮に対する漢方薬を使っても、落ち着かない患者さんはたくさんいます。その際、向精神薬を用いますが、落ち着いたら、減らすようにしています。

こんなクレームも

1．患者さんのご家族から、「前の先生は、転院したら三か月ぐらいで亡くなると言ってたのに、もう半年も経つじゃないか」と、お叱りを受けたことがありました。

なるほど、基幹病院の先生からすれば、療養型に移ると肺炎や尿路感染を起こし、「だいたいそれぐらいで」と思ったのかもしれませんし、ご家族はご家族で、何を勘違いされたか（安楽死？）、あるいは経済的な理由？など、ホントのところはわかりませんが、とにかく話は、おかしな様相《ようそう》なのです。

ただ、何もこちらは特別な治療をしたのではなく、前医の高カロリー輸液をそのまま継続しただけで、確かに当院《ウチ》の看護や介護が良かったのかもしれませんが、結局は、合併症を起こさなかっただけなのです。何か私、悪いことしたでしょうか？

2．患者さんが尿路感染（高熱）を起こし、抗生剤の点滴を始めたので、ご家族に説明の電話を入れたところ、「あ〜、びっくりした。そんな程度で、電話して来ないで下さいよぉ〜」と、極めて不機嫌なお声で……一度こういう経験をすると、いざという時、電話をするのが躊躇《ためら》われ、実に困ってしまいます（一七二頁）。

3．前の病院からの〝尿道カテーテル〟も、何気《なにげ》に難しく……。というのも、医学的には、管《くだ》の類《たぐい》はできれば抜いたほうがよく、特に尿道カテーテルは、尿路感染の原因にもなるので、本当は抜きたいところなのですが……。

ところが、オムツ代がバカにならないんですね。カテーテルを抜くと、オムツに尿が出る分、月八千円以上、年間十万円以上高くなり（入院費以外）、確かにこれは大きいのです。

で、恐る恐るご家族に伺うと、思った通り、「抜かないで下さい！」と……感染予防について説明しても、まるで聞いちゃくれません。

4．私ではありませんが、毎日テレビを見たがる患者さんに（見せないと大声）、テレビカード（一枚千円、五時間ぐらい？）を使っていたら、カード代だけで、一か月三万円になってしまい、ご家族が激怒した……医療者の皆さん、気を付けて下さい。

＊私は患者さんやご家族に、実に恵まれているというか、せいぜいこの程度のクレームのみで、いわゆる〝モンスター〇〇〟という方には、お会いしたことがないのですが、ありがたいという他はありません。

普通に考えると

ピンピンコロリの原因は何か（八九頁）と、逆の話になりますが……。

八十代の患者さんの五十代の息子さん

私「学生時代、一〇〇メートル、何秒で走りました？」
息子さん「十三秒ぐらいかな」
私「今、一〇〇メートル走りきれます？」
息子さん「ん～、ちょっと、無理かも」
私「でしょ？ですから、お父様が寝たきりになるのも、不思議ではないと言うか」
息子さん「まぁ、そうでしょうけども……（沈黙）」

七十代後半の男性患者さん（外来）

患者さん「最近、体力が衰えてきて、先生、何とかなりませんか」

私「こう考えたらどうでしょう。あれだけ鍛えてるスポーツ選手が、なぜ引退するんです？」

患者さん「瞬発力がなくなったとか、持久力が落ちたとか……」

私「要は、年だからですよね」

患者さん「まぁ、確かに……（沈黙）」

九十代の患者さんの息子さん

私「俳優の〇〇さんが、七十×歳で亡くなりましたけど、親御《おやご》さん、おいくつです？」

息子さん「九十……何歳だったかな」

私「そろそろということがあっても、不思議ではないですよね」

息子さん「ええ、まぁ……」

私「……っていうか、息子さん、おいくつです？」

息子さん「六十五です」

私「健康診断、受けてます？」
息子さん「いいえ、受けたことないです」
私「いやぁ〜、お父様のことも心配でしょうけど、私は息子さんの方が心配です」
息子さん「……（お父さんどころではなくなる）」
突き詰めれば、老化もある種の病気かもしれませんが、ここは、「年だから」ということで、勘弁してもらえないでしょうか……と言いたくなる時がある。

命は自分のものとは限らない

療養型の場合……拙著『贅沢な悩み　ゆう子の思うツボ？』より。

本人に確認できない以上、終末期の対応はご家族の意向に従う外《ほか》ありません。その際ご家族が、「先生にお任せします」とおっしゃれば、それはそのまま我々の手に委《ゆだ》ねられることにもなりますし……。このように高齢者の施設では、命が他者《ひと》に託されるケースは、むしろ稀ではないのです。

……と、毎度のことながら、いやいや、まったくその通りで。

また、いつならば亡くなっていい、ということもありませんが、「できれば、年末・年始、年度末・年度初めは、避けてほしい」と思うのが、正直なところではないでしょうか。

あるいは、「孫の受験が終わるまで」とか、「〇月に孫が結婚するので」など、それらについては非常によくわかりますので、「善処《ぜんしょ》します」というのが、私のスタンスなのですが……（過去五～六名、何とか乗り切っている）

ただ、サラッと言いましたけど、こういうケースの場合、命はもはや、その人のものではないどころか、「それ（孫の受験）が過ぎたら、しかたがない」とおっしゃっているようにも聞こえ、つまりご家族の側《がわ》で、〝線を引いた〟と言えなくもないわけです。

勤務医、福祉スタッフ、それぞれの立場

これも、地域や病院、施設にもよりますが、勤務医と福祉スタッフさん（病院外）との間で、お互い齟齬《そご》が生ずることがあります。それぞれの立場を理解すればいいだけなのに、一度不信感を持つと、トコトンダメになってしまうのです。

「親が点滴でブクブクにされた（浮腫）」と、医師に恨《うら》みを持つスタッフさんがいるかと思えば、家で看《み》ていたが、やはり無理となり、かなり悪くなってから入院したような場合、医師は、「何でこんなになるまで、放っといた！」と激怒する……。

つまり当たり前のことですが、常に医師は患者さんを丁寧に診なくてはいけませんし（浮腫《むくみ》が出たら、点滴を減らすぐらいはしませんと）、逆に、施設や在宅については、往診医やスタッフさんの側から、「これこれの患者さんがいるので、もしもの時は」のよう

に、病院の連携室などを通じて（医師も巻き込み）、あらかじめネットワークを構築しておくなど、とにかく互いの立場を尊重し、普段から連携を深めておくことが大事だと思います。ちなみに私は、福祉の方と、趣味（音楽）を通じての付き合いがあるので、あまりトラブルにはなりません。

あの話は？

ひとまず余談《はなし》は終わりますが、何か物足りなさを感じている方も、少なくないのではないでしょうか……そう、コロナの話題がなかったことです。

新型コロナの出現以降、各医療機関とも戦々恐々で、実際、当院でも陽性者は出ましたが、亡くなった方は一人もおられませんでした（二〇二四年十月現在）。

ゆえに、真の怖さを知らない分、示唆《しさ》に富む話も持ち合わせていないのですが、やはりコロナに罹患《りかん》した方は、一段状態が悪化し、〝線を引く〟対象になったことは間違いありません。今後も、気の抜けない日々が続きます。

なお、余談の余談ですが……前医から転院してきた患者さんが、二日後にコロナと判明、翌日私もコロナになってしまった、という笑えない話がありました（一週間休み）。当時当院は、スタッフも含め、陽性者はおらず（前医にはいたらしい）、いわゆる〝持ち込み〟が疑われましたが、「んにゃ～っ！　もぉ～っ！」って感じです。

第三章

患者さんの例

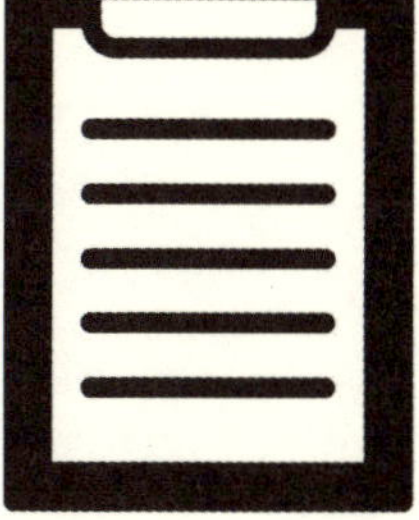

各疾患について、具体例を挙げてみます（いずれも〝線を引く〟ケース）。
以下の理由から、提示のしかたにバラツキがあるのは、ご容赦下さい。

・患者数の少ない疾患や稀な疾患は、個々の例を紹介しますが、プライバシーの問題もあり、最小限の記載に留《とど》めます。
・患者数が多い場合は（気道・尿路感染など）、個々の例より、全体の傾向を示した方が、有益と考えました。
・お一人に多くの要因が混在するため、中から注目すべき疾患を選択しました。

細菌感染

気道感染（肺炎）

日常的な感染で、初めて線を引くケース（一五一頁）が多い一方、直接の死因になることもしばしばです。

胆道系感染（胆嚢炎）

八十代・女性、脳梗塞後遺症。

経管栄養で当院に転院。入院五か月後、肺炎を発症したが、治療により改善。その八か月後、嘔気《おうき》が出現。採血で肝・胆道系酵素が上昇。腹部CTで、胆嚢炎と診断。抗生剤で改善したが、半年後、肺炎で死亡。

＊経験した胆嚢炎の七例は、いずれも直接の死因にはならなかった。採血での異常に対しCTを行い、早期に抗生剤を開始したのが有効と思われた。

尿路感染

女性の患者さんで、初めて線を引くことが多い一方、〃尿道カテーテル〃のケースや、尿路系の結石（一三九頁）の患者さんに、多くみられます。ただ、尿路感染が直接の死因になったケースは、私の患者さんでは、ほとんどおられません。

中心静脈カテーテルの感染（典型例の概要）

カテーテル（管）を入れるのは、本来頸部《くび》からが推奨されますが、管を抜いてしまう患者さんがおられるため、手の届きにくい鼠径部《そけいぶ》（大腿の付け根）から刺入することが多くなります。ところがそうすると、どうしても管が感染しやすくなり……（尿による汚染を防ぐため、ここで〃尿道カテーテル〃を入れる）。

感染を起こすと抗生剤は効《き》かず、別の部位（主に対側《たいそく》の鼠径部）からの刺し替えが必要となりますが、その頻度には個人差があり、月一回程度の方もいれば、一年以上、感染しない方もおられます（その場合は、あえて交換することはしません）。「一年以上そのまま」というと、驚かれる医師《せんせい》も多いですが、ご自身が患者だったら、何度も刺し替えてほしいですか？　正直、私も含め、手技《しゅぎ》のうまい医師ばかりとは限りません。

皮膚の細菌感染

五十代・女性、クモ膜下出血後遺症。

気管切開、胃瘻、仙骨部褥瘡で、当院に転院。もともと両側に腎結石があり、尿路感染を繰り返していたが、それとは別に、下肢に複数回、〝＊蜂窩織炎《ほうかしきえん》〟（七五頁）を発症した（いずれも抗生剤の点滴で改善）。

＊蜂窩織炎は、早期診断、治療ができれば、全身への影響は少ないと思われる。但し、当院では経験はないが、〝溶血性レンサ球菌〟による蜂窩織炎、いわゆる〝人食いバクテリア〟という致死的な疾患もあるので、注意を要する。

稀な感染症の例

七十代・男性、経過九年のパーキンソン病。

肺炎で入院し、抗生剤で改善したが、その後、極度の腰痛が出現。X線で圧迫骨折を認め、急激に進行。病的骨折と考え、基幹病院の整形外科に紹介。〝化膿性脊椎炎〟の診断で、緊急手術となった。退院後、車いすの生活になったが、以後七年以上、安定している。

＊本例を含め、過去二例しか経験はないが、もう一例は全身状態が悪く、手術の適応には

ならなかった。腰痛は日常的な症状であるが、原因は様々で、普段と異なる痛みであれば、積極的に対処すべきと考える。

新型コロナ陽性例

七十代・男性。十年前、喉頭がん（化学療法、放射線治療）。同年、大腸憩室穿孔《けいしつせんこう》。手術により、人工肛門を造設。その三年後、パーキンソン病と診断。七年後、ＡＤＬが悪化し、当院に入院。入院前から、左肺に2cm大の腫瘤《しゅりゅう》を認めていた（侵襲的な検査は行わず）。入院後、食事が摂れるようになったが、某日、発熱と倦怠感で、新型コロナ陽性。その後、改善したが、約一か月半後、背部に皮下膿瘍を発症（抗生剤で改善）。さらに一か月後、細菌性肺炎で状態が悪化し、死亡した。

＊本例は、直接の死因にはならなかったが、コロナ自体の影響に加え、リハビリも中止になるため（隔離対応）、やはり状態は悪化する。

がん、悪性腫瘍

七十代・男性、経過十四年のパーキンソン病。ＡＤＬ低下のため、五年前、他院を経て、当院に入院。その後は食事も摂れ、リハビリも続けていたが、ある時期から、定期検査で貧血が進行（三か月で血色素量が11台から8台に低下、消化器症状なし）。内視鏡で〝胃がん〟が確認され、基幹病院に転院したが、がんは進行期で、手術には至らなかった（本人に告知）。当院に再転院し、四か月後に死亡。最後までお気持ちは、落ち着いておられた。

臓器別の例（各自、がん以外にも様々な合併症あり）

①肺がん疑い——前医で四例、当院で一例確認
②胃がん——冒頭の症例を含め二例
③肝がん疑い——転移性疑いを含め三例

④胆嚢がん疑い──二例
⑤大腸がん疑い──腹部ＣＴで大腸に腫瘤を確認（二例）。内視鏡は未施行
⑥前立腺がん──一例
⑦喉頭がん──前記の新型コロナ陽性例。肺に新たな腫瘤あり
⑧乳がん疑い──前医で二例。当院で一例確認
⑨悪性リンパ腫疑い──当院で二例確認。頸部、鼠径部の腫瘤、各一例ずつ

- 前医では、もともとがんで入院していたケースと、別の疾患（脳血管障害、その他）で入院し、偶然がんが発見されたケースがあった。
- 疑いとした例は、高齢や重症で検査が行えず、診断が確定していないケース。
- ご家族は、がん（疑い）の説明を受けていた一方、本人は、告知されていない例が大半であった（高齢、認知症、他の疾患で重症など）。

脳血管障害

脳梗塞―①高血圧や糖尿病をベースとした動脈硬化による〝脳血栓〟
　②心房細動による血液の塊《かたまり》が、脳の血管をつまらせる〝脳塞栓〟
脳出血―主に〝高血圧性脳出血〟

……などがありますが、注意したいのは、②の脳塞栓です。

私は経験がありませんが、入院中でも、年にお一人ぐらい、脳塞栓を発症してしまうことがあります（血尿や血便で、予防薬〈抗凝固薬〉の中止を余儀なくされた場合など）。

心房細動は、心臓の〝心房〟という部位が細かくふるえる不整脈で、そのため血液が淀み、血の塊となって脳に流れ、脳梗塞（心原性脳塞栓）を起こすのです。

加齢とともに増加し、それまで普通に過ごせていたのが、一気に寝たきり（重度の麻痺や失語症など）になることもあるため、「高齢者を見たら、心房細動を疑え！」と、これも超高齢社会のスローガンにしたいところです。

閉塞性動脈硬化症

前医での発症が二例、当院での発症が一例（いずれも下肢に壊疽《えそ》を来したが、手術の適応はなし）。毎日洗浄、外用薬を多量に塗布《とふ》、その薬が染《し》み出さぬよう、パットやオムツで下肢を保護しますが、残念ながら改善することはありません。

＊発症後、すぐに全身状態が悪化するわけではないが、予後は悪く（三名とも半年以内に死亡）、まさに線を引かざるを得ない病態と言える。

胆石

八十代後半・女性。パーキンソン病で、十三年前から入院。当初、食事可能から、後半、高カロリー輸液に移行したが、胆石・胆嚢炎を発症。基幹病院に転院し、内視鏡的結石除去術を受け、再度当院に転院。その後は落ち着いていたが、十か月後に再発、その際は、内視鏡治療の適応にはならず、抗生剤のみで加療。約二か月後に死亡した。

＊当院から基幹病院に転院するケースは稀《まれ》だが、結石の場合（次の尿路系もしかり）、必要があれば、積極的に対処すべきと考える。

尿路系の結石

1．八十代・女性。六十五歳頃から動作緩慢。七十歳、活動性低下で某院に入院したが、検査で異常なし。七十五歳頃、腰痛が悪化。整形外科で脊椎に三か所、圧迫骨折を認めた。また、その後転倒、大腿骨骨折にて手術。ＡＤＬが悪化し、往診を受け始めた。

家族が親戚の葬儀で不在となるため、本人が当院にショート入院。その際、動きにくさはパーキンソン症状と考えられた（一〇〇頁）。一方、入院数日後、発熱と同時にまったくの〝無尿〟。腹部ＣＴで両側の腎結石、尿管結石を認め（急性腎不全）、同日基幹病院の泌尿器科に転院。尿管ステント留置術を受けた。

両側の尿管が同時につまったのではなく、もともと一側の尿管が閉塞していたところに、対側にも結石がつまり、無尿になったと考えられた。

2．八十代・女性。脳梗塞後遺症、慢性心不全。経管栄養で安定していたが、入院約一年半後、突然の血尿。腹部X線、CTで、膀胱内に3.5cm大の結石を確認。入院時のX線では観られなかったことから、3.5cmが一年半で形成されたことになる（稀なケースと思われる）。心不全が進行し、半年後に死亡した。

＊血尿で腹部CTを撮ると、年に一〜二例、尿路系の結石が確認される（主に女性）。実際はさらに多いと思われ、終末期の合併症として、注意すべきと考える。1．の無尿は緊急処置の適応、2．の膀胱結石は、外科的治療にはならなかった。

腸閉塞（イレウス）

六十代・女性、脳出血後遺症。腹部の手術歴はない。今回、経鼻胃管と気管切開で、当院に転院。経管栄養で状態は安定していたが、一年半後、嘔吐。腹部X線、CTで、腸管ガス多量。〝麻痺性イレウス〟の診断で、経管栄養を中止、高カロリー輸液になった。

＊腸閉塞も、高カロリー輸液の主な適応となる。腹部の手術歴が原因の〝癒《ゆ》着《ちゃく》性イレウス〟に対し、本例は手術歴がなく、〝麻痺性イレウス〟と考えられた（詳細は割愛）。

特異な例、その他

1．八十代・女性。六十五歳で転倒、左足関節骨折。三年後、変形性股関節症。七十代から往診を受けていた。八十歳で後方転倒。腰椎圧迫骨折で基幹病院に入院。保存的治療で当院に転院。車椅子だが、食事は自立。知的レベルも保たれ、毎日読書、数独などを行っていたが（当時、医療区分は厳しくなかった）、一年後、貧血が進行。血色素量が3台まで低下、対症的に輸血を施行。

検査から〝骨髄異形成症候群（ＭＤＳ）〟を疑い、基幹病院に紹介したが、転院ではなく、当院での輸血継続を勧められた（診断はＭＤＳ疑い）。以後、輸血（4単位）を行うと、血色素量は7台まで上昇するものの、一か月後、再び3台まで低下し、輸血を行う、という治療を繰り返した。その間も、食事は自立、読書や数独も可能だった。

なお、患者は血管が細く、輸血の針が刺せないため、月に一度、中心静脈カテーテルを刺入し、輸血を施行した（終わるとカテを抜去）。その後、徐々に認知機能が低下、発症約四年後に、肺炎で死亡した（四年間、カテーテルでの輸血を繰り返した、三九頁）。

2．八十代・男性。七十五歳以降、高血圧、脳梗塞で、当院外来に独歩通院。二年後、胆石・胆嚢炎で、外科的治療を受けた。その三年後、胸部X線で、右肺に2cm大の腫瘤を認め、基幹病院に紹介。〝肺がん〟が疑われたが、本人が精査・治療を希望せず。以後、当院と基幹病院に定期通院していたが（本人は独居で、息子さんが付き添い）、二年後、食事が摂れなくなり、がんの口腔内転移と脳内転移を認め、基幹病院に入院。約一か月後、当院に転院した際は、何とか会話ができたが、翌日から状態が悪化、約一週間後、死亡した。

＊ご自身の意思で治療を受けなかったが、お気持ちは本人にしかわからない。

3．転院時、〝結核〟が確認されたケースが、過去二例あった。全例ではないが、X線の異常や、咳や痰が続くケースでは、結核の喀痰《かくたん》検査（PCR、培養）を行うことにしている。二例とも、隔離病棟のある施設に転院した。

4．時に基幹病院の脳神経内科から、難病を紹介されることがある。代表的なのが〝クロイツフェルト・ヤコブ病〟で、一九九〇年代から二〇〇〇年代にかけ、乳牛の病気（当時〝狂牛病〟と呼ばれた）との関係で、社会問題になった。しかしこれは、誰にでも起こりうる疾患で、当院にも数年に一～二例、紹介されてくる。

感染に対する誤った理解から、当初は当院も受け入れに慎重で、入浴の際など、スタッフが怖がったりもしたが、私が入浴させてからは、協力が得られるようになった。

本疾患は、難病ではあるが（特定疾患。治療法はなく、経過一～二年で死亡）、感染のリスクは、極めて低い。しかし現在もなお、受け入れを拒む施設があるのは、残念でならない。

5．過去に既往《きおう》はあるものの、当院入院中に、〝狭心症〟や〝心筋梗塞〟を発症した例は、私の患者では経験がない。本書で、心疾患の話題が少ないのはそのためだが、これが療養型に共通する傾向かどうかは不明である。

　また近年、あらためて〝心不全〟が注目されており（急性・慢性心不全診療ガイドライン〈二〇一七年改訂版〉、詳細は割愛）、重症度の差こそあれ、当院にも慢性心不全の患者はおられるが、直接の死因になったケースは、私の患者ではほとんどみられない。

追記

提示した例は、偶然パーキンソン病が多かったですが、これは本疾患が増加している証左《しょうさ》かもしれません（一〇〇頁）。

また、これまで言及しませんでしたが、糖尿病の患者さんは、後半弱いイメージがあります。三大合併症（網膜症、腎症、神経障害）の他、虚血性心疾患や脳血管障害も有名ですが、終末期も、感染を起こしやすい、褥瘡が治りにくいなど、何一つ良いことはありません。皆さんも、ぜひご注意下さい。

以上は、あくまで私が診療した範囲のものです。記載できなかった例も多いですし、経験のない疾患については、言及できません。足りない点はお許し下さい。

第四章

あらためて〝線を引く〟について

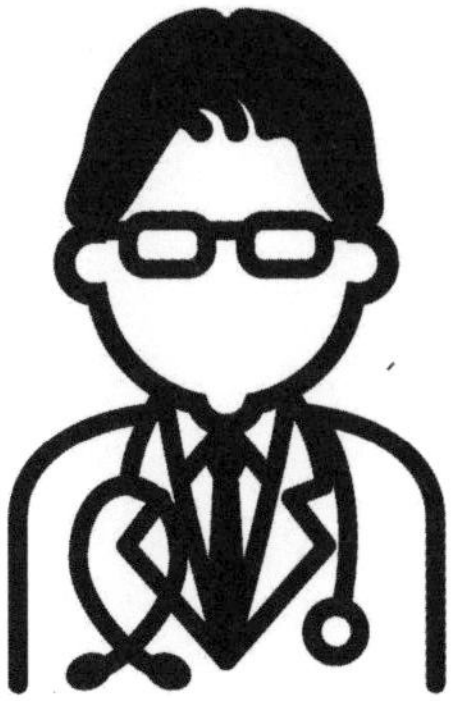

ここまでお読みいただき、今一つわからなければ、恐れ入りますが、第一章にお戻りいただけますでしょうか（え？）。本書は二度お読みいただくと、わかる仕組みになっており？、今後の話もスムーズになるかと思います。


さて、療養型の立場から、あらためて〝線を引く〟について考えてみますと……

まず大まかには、既述の通り、〝原因別〟と〝段階別〟に分けられます（表1　二四頁）。

今回、表1に手を加えたのが表3で、これまでの内容が載《の》せてあります。

この中で、私が強調したいのは、
1．感染症（中等度以上）
2．従来の診療を継続したにもかかわらず、新たな徴候が出現した
の二つの場合ですが、それぞれ、順を追って説明しましょう。

＊表は、あくまで私の分類で、一般的なものではありません。

表3. 線を引く（2）

原因別の分類

1．感染症

気道感染、尿路感染、胆道系感染、
皮膚感染（蜂窩織炎）、中心静脈カテーテル感染、
インフルエンザ、新型コロナ

2．感染以外の疾患

がん（各臓器）、脳血管障害（脳梗塞、脳出血）、
心不全、貧血、閉塞性動脈硬化症、腸閉塞、
結石（胆道系、尿路系）

3．従来の診療を継続したにもかかわらず、新たな徴候が出現

高カロリー輸液による肝機能障害、褥瘡、浮腫、胸水、
嘔吐、血尿（結石）

4．その他、無呼吸など

段階別の分類

1．感染症の重症化（中等度、重度）
2．経管栄養から高カロリー輸液に移行
3．浮腫、胸水の進行
4．咳の減少、筋肉の緊張低下
5．血圧低下、尿量減少

＊あくまで個人の分類です

線を引く　その一

最も日常的な感染症（気道、尿路感染）について、再度説明します。

私が、感染症を重症度別に分けていることは、すでに述べましたが（一二三頁）、細かく見ると、以下のようになります。

①軽度の気道感染、尿路感染
―抗生剤の内服薬（経鼻胃管から注入）で改善。

ご家族には連絡しません。
②中等度の肺炎、尿路感染
―点滴の抗生剤を用い、十日前後で回復。

この場合は、発症時と回復時、ご家族に連絡し、今後も感染を繰り返す可能性があることを説明します。私自身、中等度以上で〝線を引く〟ことにしています。

③重度の肺炎、尿路感染

―血圧低下、尿量減少、全身状態悪化（細菌性ショック）。

このような場合は、すぐにご家族をお呼びします。その際、ご家族から、「何とか持たせてほしい」といったご希望があれば、抗生剤に加え、昇圧剤を用いることも検討します（三九頁、血圧を上げ尿量を保つ）。

ここでは〝初期の例〟として、経管栄養の患者さんが、中等度の肺炎を起こしたケースについて考えてみますと……

まずはそれを機に、高カロリー輸液に移行することが多いです。これなどは、一段、状態が悪化したと実感され、原因による分類は〝気道感染（中等度）〟、段階による分類は、〝感染なし ⇓ 中等度の感染〟と、〝経管栄養 ⇓ 高カロリー輸液〟となり、初・め・て〝線を引く〟きっかけになることが多いケースです。

むろん、高カロリー輸液後も感染は起こり、その都度、線を引く苦行が繰り返されていくわけですが。また感染が原因で、貧血が進むこともあり（三三頁、血色素量が正常の半分以下になるケースも）、これなども十分、〝線を引く〟対象となります。

線を引く　その二

次いで、〝従来の診療を続けたにもかかわらず〟の例として……。

一見、普段と変わらぬように見えても、状態が悪化していることがあり、これこそが、本書で最も強調したい〝線〟になります。

①高カロリー輸液で、肝機能障害が出現
②それまでなかった褥瘡が出現
③X線で、胸水が出現
④点滴にもかかわらず、嘔吐
⑤CTで、尿路系の結石を確認　　　　　等々……

中でも、①の肝機能障害ですが、輸液の期間に差はあるものの（数週〜年単位）、ほぼ全員にみられます。これは、高いカロリーの輸液を肝臓が受け付けなくなった、という解釈でよいかと思います。

この場合、カロリーを下げれば肝機能は改善しますが、それだと、栄養が補えません。しかも、褥瘡のケースでは、本来栄養を増やすべきところ、それもできず、褥瘡も改善しない。また、点滴を増やすと、水分も多くなるため、浮腫《むくみ》や胸水の患者には、栄養が入れられず、結果、体力が低下し、感染を起こしやすくなる……。


以上、①〜③は相互に関連し、一方の改善を試みると他方が悪くなる。もはや病気と言うより、人間の最低限の要素（水分や栄養）を、人間の側が受け付けなくなる？

もうおわかりいただけると思いますが、患者も医師も手詰まりになったこの時こそ、最も強調したい、〝線の引きどころ〟となるわけです（一二三頁）。

どれほど優秀な医師であっても、ここから改善に導くのは難しく、無理に治療を試みると、それこそ身体《からだ》がブクブクになり（浮腫、一二四頁）、一見痩《や》せから脱したように見えても、身体《からだ》の中では何が起こっているか。あるいはここに至り、無理に改善を試みる必要があるのか……（患者自身が拒んでいるようにも思われ）。

その他、④の嘔吐については、腸の運動の低下や腸閉塞が疑われ、これも危険な徴候です。というのも、経鼻胃管を開放し（三五頁、一六四頁）、排液を測定すると、連日500ml以上になることがあり、そのぶん尿量が減少し、危険に至るというわけです。

排液は、主に胃液と胆汁のため（その正確な量は不明だが）、胃酸の分泌を抑える注射剤《くすり》を用いると、排液が減り、尿量が回復するケースもありますが、確実とは言えません。

また、⑤の中の尿管結石には、体外衝撃波結石破砕《はさい》術（ＥＳＷＬ）という治療法がありますが、基幹病院への転院が必要で、終末期の患者さんの適応にはなりません。

以上、従来の診療を続けたにもかかわらず、それまでなかった徴候が現れた際、「いよいよ来たか」と身構え、ご家族に相談し、互いの意思を共有する……むろん、ここですべてが終わりではなく、その先どれだけ持ちこたえるかは、患者さん自身の〝生命力〟にもよりますが。

但し、まだ余裕のあるこの時期に、終末期の〝線〟を確認できたことは、幸いにも思えます。それは、ご家族に考える時間を作っていただけたと思うからです。初日、転院してきたばかりの時に、生命の危機を説《と》かれても、まずはピンとこないでしょうし（四八頁、五三頁）、逆に夜中の突然死のように、あまりに急すぎても、さすがに納得しづらいでしょう。そのため、今回のように、段階を経て、覚悟を決めていただければと思うわけですが、後ほど述べる〝ソフトランディング〟（一六六頁、一七二頁）にも通ずる話です。

＊ところで唐突ですが、この場をお借りし、本書の不備について弁明させていただきますと……それは、〝患者の視点がない〟ということです。

「患者さんが何をお考えか」「どんな気持ちでおられるのか」について、まったく記載がない。私自身、完全に家族のほうを向いている、視線が気になり始めている、悪化したことをどう伝えようか、どう言い訳しようかに終始している？……

いや、毎日患者さんを目の前にしていれば、何も考えないわけはありません。これでも、あれこれ思いを巡《めぐ》らせ……ただ、お一人ずつ、まるで状況が異なるので、たとえば、認知症の方もいれば、失語症で声の出せない方もいる、最後までクリアな方もいれば、ウトウトの方もいる、「今現在、何を考えておいでか、それ以前に、思考や感情は保てているのか」など、考え出したらキリがない……。

記載はないけれど、書ききれないだけで、考えてはいるのです。過度に浸《ひた》りすぎても仕事になりませんし、ただクールを装っても?、それなりに葛藤はあるのです。

線を引く　その三

終末期、見落としがちな徴候として、〝咳の有無〟と、〝筋肉の緊張〟があります。

それまでゴホゴホしていたのが、咳が出なくなると安心しがちですが、むしろ危険な場合も多く、特に吸引の際、咳の出ない方は要注意です（六三頁、九一頁）。

理由は、通常ノドに痰《たん》が絡《から》めば、我々は咳をしますし、最悪、食べ物がつまれば、強く咳き込むこともあるでしょう。それは気道に異物が入らぬよう、防衛機能が働くからで（咳嗽《がいそう》反射と言う）……ところが、吸引をしても咳が出ないということは、痰を出せないどころか、〝吸引チューブ〟という究極の異物を吐き出せないことを意味し、イコールそれは、窒息のリスクに直結する、ということになるのです。

また、チューブが気道に入りにくい患者さんは、気道内の痰が取りにくく、肺炎が治りにくいのはもちろん、咳が出なければ、いつ痰がつまらないとも限りません。というわけで、咳が出ているうちは、安心とは言わないまでも、私としては、「まだ大丈夫かも」と感じるのです。

当院は、なるべく患者さんを仰臥位《ぎょうがい》（仰向《あおむ》け）にはせず、背中に医療用クッションを入れるなどして、身体を左右斜め（斜位《しゃい》）にすることを心掛けています。理由は、「倒れて意識を失っている人を見たら、身体を横向きにして下さい」というのを聞いたことがあるでしょう。それは、仰向けのまま嘔吐《おうと》してしまうと、吐物《とぶつ》がノドに詰まり、窒息してしまうことがあるからで……。

我々も、普段から嘔吐を意識しているわけではありませんが、仰向けにすると唾液がノドに垂れ込み、誤嚥のもとになるケースや、舌根沈下で気道が塞《ふさ》がり、無呼吸になるケースもあるため、特に夜間は、30°程度、身体を斜めにしているのです。30°というのはかなりの角度で（三角定規を想像すべし）、そうすると、片方の頬《ほお》の内側に唾液が溜まり、ノドへの垂れ込みを防ぐと同時に、多少は無呼吸も軽減できると思われるのです。

＊〝咳が出ない〟〝チューブが気道に入りにくい〟についての対策があるとすれば、〝気管切開〟ですが、前にも言いました通り、当院では行いません。

他方、今一つ重要なのが〝筋肉の緊張〟で。ここでの緊張とは、たとえば腕を握《にぎ》ると筋肉が固いといった意味ではなく、肘や膝などを曲げ伸ばしさせた際、そこに感じる抵抗（硬さ）のことです。

原因は様々ですが、療養型では、肘、膝、股関節が屈曲し、固まってしまうケースが多く（関節拘縮、五八頁、七四頁）、私もその予防につとめていることは、前にもお話ししました。各部が拘縮すると、病衣《びょうい》の着脱や清潔の維持が困難になるばかりか、無理に動かそうとすると、関節を痛めたり、骨折してしまうケースもあるため、普段から少しずつ動かすよう心掛けているのです。

ところが、肺炎や尿路感染を起こすと、筋肉の緊張が低下することがあります。感染のたび、徐々に弱くなるケースもあれば、感染だけとは限りませんが、急に弛緩《しかん》した状態で気付かれることもあり、後者はかなり危険です（血圧低下や意識の低下を伴う）。

ですから、咳の場合と同様、筋肉の緊張の強いうちは「まだ大丈夫かも」と、あくまで私的《してき》な感覚ですが、一つの目安にしています。毎日チェックするからこそ、変化を捉えることができるのです。

線を引く　その四

おそらく皆さんがご不満なのは、著者は〝線を引く〟を強調するが、「線が何本になれば、危ないのか」「何本、線を引けば気が済むのか」だと思いますが……（本人もそれは自覚）。

まず私としては、たとえそれが初めの一本であっても、非常に気になります。それとは逆に、長年入院されている方で、何十本も線を引き、途中でやめてしまうケースがあるのも事実で……ただ、皆さんが〝くどい〟と感じるように、私も「またいつもの？」と感じた時こそ、実は「危ない」と思っています。〝線〟に軽重《けいちょう》はあるものの、どれ一つ取っても、見過ごすことはできません。正解はないのです。

最終的にはルートの問題

血管に点滴の針を刺すことを、ルートを取ると言います（三六頁）。若くて血管のしっかりした方は、点滴も刺しやすいのですが、高齢で血管が細く（脆《もろ》く）なると、ルートを取るのも大変です。何度も針を刺さねばならず、患者さんが苦痛であるのはもちろん、お一人に時間がかかると（点滴だけで五分、十分）、他の方《かた》を診る時間が制限され、それもまた不都合なわけです。

そのため、ルートが取れなくなった時点でご家族と相談し、「今後、処置は行わない（水分や栄養を入れない）」とする医師《せんせい》もおられるかもしれませんが（これなどもまさに〝線を引く〟に該当）、ただ、点滴を入れなければ、すぐに亡くなるというわけではなく、その後の経過は様々と思われます。

それに対し私は、ルートだけは確保しようとする立場で、理由は言うまでもなく、薬が使えるということです。たとえば、肺炎で呼吸が苦しい場合、肺炎《もと》を断《た》たねば苦痛が軽減しないとなれば、やはり「抗生剤（注射剤）を使ってあげたい」と思いますし、また、全身性のけいれんなどは、注射剤でないと止まらない場合も多く、目をむいてガクガクしているのを、黙って見ているのは忍びない。それはご家族とて、同じだと思います。

そこで使えるのが、何度も話に出てきた中心静脈カテーテルで、一度留置しておくと、感染さえ起こさなければ、あえて刺し替える必要はありません。これならば、患者さんの苦痛を軽減でき、他の方にも時間が使えます。

またそれとは逆に、医薬品の中には、剤形《ざいけい》が内服薬のみで、注射剤のないものもあります。つまり、どうしても中止できない飲み薬は、経鼻胃管を入れてでも、注入しなくてはなりません。代表的なのは、血液サラサラの薬（特に抗凝固薬）や、パーキンソン病の薬、てんかんの予防薬などです。

特に心房細動の方は、抗凝固薬を中止すると、脳塞栓のリスクが高まることや、パーキンソン病の薬を急にやめると、発熱や意識障害を来すこともあるため（悪性症候群と言う）、胃管《くだ》を入れてでも、確実に投与すべきと考えます。なおパーキンソン病にも、一種類だけ注射剤はありますが、普段使うことはなく、常備していない病院もあるため、胃管で投与した方が確実に思われます。

加えてもう一つ、経鼻胃管の特殊な使い方として、嘔吐する患者さんに胃管《くだ》を入れ、入り口を開《あ》けておくと、胃の内容物（液体）が胃管を通り、徐々に外に出てくることがあります（一五四頁）。これを利用すると、口からの大量嘔吐を防ぐことができ、教科書的ではありませんが、多くの病院で行われていると思います。

このように終末期では、中心静脈カテーテルと経鼻胃管（胃瘻）が重要で、むしろこれらがすべてと言っても、過言ではないぐらいです。

＊ルートが取れなくなった際、何もしないという選択をした場合……（一五頁）

その後、亡くなるまでの経過については、私自身、経験がないのでわかりませんが、終末期、尿が出なくなっても、一週間ぐらい持ちこたえる方もおられるので（一七〇頁）、一つの参考になるかもしれません。

但しその間《かん》、水分、電解質、栄養、その他は補えないので、脱水に加え、意識障害、外見上の変化、感染症の合併など、様々な問題が生ずる可能性があります。むろん、穏やかな最期を迎える方もおられるでしょうが、ここに至り、過度な変化を来さぬよう、やはり私としては、ルートだけは確保したいと思うのです（ソフトランディングを目指す）。

＊他方、まったく別な見方として……
医療行為をしない場合は、例の医療区分1になるので（二八頁）、末期であっても、退院を求められる？……

理屈の上では、そうなってしまいます。

ソフトランディング

基幹病院で名医とされる医師《せんせい》は、診断・治療に優れ、手術の腕が良いなどが条件に挙げられると思います。事実、疾患の治療成績をもって、病院のランク付けをしている本もあり、いわゆるエビデンスや結果重視の世界です。

それに対し、療養型の技量は、患者さんの安定、合併症の予防、苦痛の緩和、ご家族との関係などだと思いますが、さらに私としては、〝ソフトランディングに導くこと〟と考えています。私の思うそれは、感染、その他の苦痛がないまま、徐々に身体《からだ》が衰弱し、生命を終えていけるような……（あくまで理想）。

〝線を引く〟につれ、回復の望みは少なく、ならばせめて苦痛を減らし、できれば内服《くす》薬《り》も全部やめ（つまり経鼻胃管を抜き）、少量の酸素と中心静脈カテーテルのみで、ウトウトしながら、眠るように逝《い》っていただく。もしくは、点滴も入れず、鼻のチューブの酸素のみで、何とか食事はできるものの、後は静かに眠っておられる……。

期間は、最低一～二か月？（それより長いケースも多々ありますが）それだけあれば、ご家族に何度か説明でき、患者さんについて、考え、受け止める時間を作っていただけるのではないか。

このように、最低限の点滴と酸素のみで、それ以外は、施設や在宅での〝平穏死〟や〝自然死〟に近い（一四頁）……これが私の思う〝ソフトランディング〟なのですが、皆さんはいかがお考えになるでしょうか。

線を引くとソフトランディングの関係

これまで述べてきた〝線を引く〟ですが（表3 一四九頁）、終末期に苦痛を避けたいのは、誰しも同じだと思います。もとの病気や、入院期間にもよりますが、〝がん〟などはもちろん、苦痛を伴う感染症、殊《こと》に呼吸が苦しい肺炎などは、できれば回避したいところで……。

つまり、表3における、1．感染症や、2．それ以外の疾患が、可能な限り少ないまま、3．高カロリー輸液による肝障害（苦痛はない）に至るのであれば、これはもう、やむをえないというか、むしろうまくいけたぐらい？……

さらに最後、点滴と酸素で、静かに逝っていただければ、私の思うソフトランディングになるのですが、ただ、あくまでこれは理想（私の理想）であって、実際、そうは簡単ではありません。

・転院時から状態の悪い方
・がんの患者さん（穏やかな方もおられますが）
・感染を起こしやすい方
・痛みの強い方
・逆に入院期間が長すぎる方

しかし、終末期だからといって、ただ診るのではなく、医療者が理想を持つかどうかで、状況は変わってくると思うのです（私の場合、ソフトランディングを目指すこと）。困難は重々承知の上ですが、少なくとも私はこれを、〝目標〟〝方針〟にしています。

予測の難しさ

「オシッコが出なくなったら危ない」というのを、聞いたことがあるでしょう。確かにそれはその通りで、これも終末期に線を引く、一つの目安になります。腎機能が低下し、体内に水分や老廃物が溜まり、結果、生命の危機につながる……。

そのため、日々尿量をチェックし、その減少を見逃さぬことが大事で、心臓への負担や、浮腫《むくみ》、胸水を減らすべく、点滴や利尿剤を調整し（水分制限を目的に、500mlの点滴、一日一本にすることも）、もちろんご家族にも一報を入れます。

さらに血圧や尿量が下がると、ご家族に院内で待機していただくこともあるのですが（泊りも兼ね）、ところが、いざ付き添っていただくと、ほとんど尿が出なくなっても、一週間ぐらい安定を保つことがあり……（ご家族は疲労困憊《こんぱい》、私は嘘つき中年）。

このように、早くから危険を予期しても、その日に亡くなるケースもあれば、驚くほど持ちこたえることもあり、あとは私の甘さというか、「まだ亡くなってほしくない」との思いから、ご家族への連絡が微妙に遅れるなど、できれば最期、立ち会っていただきたいので、いろいろ工夫はするのですが、終末期の対応は本当に難しいです。

ご家族への連絡

私自身、口下手で電話連絡が苦手なため（一一七頁）、ご家族に病状を説明する際は、あらかじめそれらしい文章を用意しておきます。情けなくも思いますが、ここを誤ると、間に合うかどうかにも影響しますので、私としては気を遣うところです。

①まだ少し、余裕のある場合

「すぐに危ないというわけではありませんが、直接病状をお話ししたいので、明日《あす》、お出《い》でいただけますでしょうか」

②多少、切迫感を伝えたい場合

「会わせたい方がいたら、早めにお出でいただいたほうが、いいかもしれません。明日はいかがですか」

③危険が予測される場合

「状態が悪化してきました。今日、お出でいただくことはできますでしょうか」

④最終段階

「呼吸が弱くなってきました。すぐにお出で下さい。ご自宅からは、どれぐらいかかりますか？」……脈拍が低下し始めると、心停止までが速いので、ここが一番肝心《かんじん》なところです。

以上、①②を経て、③④に持って行ければ、ご家族に対する、最後のソフトランディングになると思うのですが……。

医療者目線のリスク　その一

私も含め、医療者と一般の皆さんとの間で、死に対する感じ方に違いがあるのは事実だと思います。医療者は、正月でも何でも、身内が亡くなってもしかたないと思えるものですが（たぶん）、一般の皆さんは、そうはいかないでしょう。これは、生命《いのち》に携《たずさ》わる仕事か否かで、やむを得ぬことかもしれませんが、その溝《みぞ》を何とか埋めたいとも思っているのです。

医療者が一般目線に近づくには、〝理念〟なるものが大事だと思います。私の場合、

①自分が今ここに寝ている患者だったら、自分の医療（診療、接遇《せつぐう》）は適切か

②終末期、自分は自分に診てもらいたいか

この二点を自問することにあります。

これは自身《わたし》にとっても切実な問題なので（いつかは患者）、決して綺麗ごとではありま

せん。「自分の態度（ぞんざい、不遜《ふそん》）が、自分に向けられたら」と考えればわかる話で、ただ、その意識を持つかどうかは、それぞれの医療者によるでしょうけれど。

ですから、①については言わずもがな、②の「自分は、自分に診てもらいたいか」については、僭越《せんえつ》ながら、「私は、私でいい」と思っています。「私なら、うまくやってくれるかも」と。つまり、毎日診てくれるのはもちろん、各部署に協力を仰《あお》ぎ、最後〝ソフトランディング〟を目指してくれそうな……（成就するかはさておき）。

本来、当たり前のことですが、中でも一つ〝各部署に協力を〟というのが、意外に医師はできないいんですね（プライド、横着、人見知り）。最近は専門分化が進み、他科の医療を実践するのは難しく、結局は、その道のプロに頼るのが一番なのです。もしくは、専門でなくとも、経験のある医師に相談を仰ぐとか……（丸投げとは違います）。

一人で全域をカバーするのには、無理があります。スタッフはお互い協力し、使えるものは何でも使う、当然それは、患者さんにとっても悪いことではないはずです。一人で抱《かか》え（抱えもせず）、終末期だから何もしない、これが一番いけないことなのです。

医療者目線のリスク　その二

医療者は、一般目線（ご家族のご意見、ご希望）も大事にしなくてはいけません。

たとえば、ご家族が「一日でも長く」と願っているのに、「これ以上、いいんじゃないですか？」と進言してくるナースがいたり……気の弱い私など、言われっぱなしも多いですが、しかしそんな時には、「それを家族の前で言える？　それは、アナタが決めることじゃないでしょう」と、口まで出かかっていながら、結局は、腹の中に収《おさ》めています。

確かに私も、身内ならやらないでしょうけれど、ただ、我々は医療者だから、経験してきたから言えるのであって、一般の方々は、そうは簡単に割り切れるものではないはずです。ご家族の希望があれば、全部とは言わないまでも、可能な限り、考慮して差し上げてもよいのではないでしょうか。

医療者の見方がすべてと思わぬよう、これは私も含め、十分注意すべきことだと思います。一番の方法は、ご家族参加型のカンファレンスを開くことですが、さすがにそれは難しいですか……（お一人やると、全員やらなくてはいけなくなる）。

また別の例では、ある科に詳しいナースが、難しい医学用語を、「先生、そんなの、素人だって知ってますよ」と、当然のごとく言ってくるのですが……ただ、医療現場でＤＭと言えば糖尿病（Diabetes Mellitus）ですが、一般にはダイレクトメールだろうし、ＳＡＳ（Sleep Apnea Syndrome、睡眠時無呼吸症候群）と言えば、サザンオールスターズでしょう。

自分にとって常識だからといって、一般の方もそうだと思ったら大きな間違いで、これも齟齬《そご》の元になりかねませんので、とにかく医療者は、「わかりやすく、丁寧に」を心掛けるべきだと思います（専門目線、一般目線、ともに持ち合わせるべき）。

医療者への教育？

基幹病院の医師《せんせい》は、もっぱら診断や治療が専門で、看取りの経験は多くありません。それは、基幹病院と療養型とでは、それぞれ役割が違うからで、大学や総合病院の医師《せんせい》が、終末期のお看取りまでを行うのは、そもそも無理な話なのです（四六頁）。

将来、ＡＩの進歩や人口減少により、医師の仕事も変わってくるとは思いますが、ただ療養型は、まだまだアナログですから、やはり人の力は欠かせません。大病院で高度な医療を受けても、療養型や施設、在宅に移れば、先端医療はもはや無用、その先何が必要かとなれば、やはり人の力でしょう。

なぜ〝医療者への教育〟などと、もっともらしいタイトルをつけたかというと、将来私を診てくれるのは、初めからデジタル機器の、エビデンス重視の世代です。教育も先端医療が中心で、終末期に関しては、十分とは言えないのが実情です。

もっとも、終末期医療を大学で教える自体、ナンセンスというか、やはり医療者は、視て、聴いて、触れてをしないと、座学《ざがく》だけでは、〝人の生き死に〟は実感できないし、どのようにお亡くなりいただくかなど、考えもしないでしょう。

終末期は、人のすべてが関わりを持ってくる（家族、仕事、友人・知人、趣味・嗜好、思想・宗教、死生観、その他）、医療者は、確実にそのことを理解する人であってほしい。終末期は、学問だけでは片付かない問題ばかりと言っても、過言ではないのです。

できればすべての医療者に、一定期間（非常勤でも）、療養型に勤務する制度を設《もう》けてほしいぐらい。助けたその先、寝たきりになった患者がどうなっていくかを見届けるのも、医療者にとっては大事な仕事のはずで、何より将来、自分が患者になることを考えれば、無関心ではいられないはずです。

終末期、「私は、私に診てほしい」と言いましたが、むろんそれは無理な話で。だとすれば、その考えを継いでくれる医師、アナログの機微《きび》を理解してくれる医師に育ってほしいというか……伝統文化の跡継ぎみたいな話ですけど、いやいや、精密機器のような医師《せんせい》ばかりだと、ホント困るんですよ。機械に任せ、自分は手を出さず、ただ遠巻きに眺めているだけ？　それが良質な医療と言えるでしょうか。

むろん私も、デジタル忌避《きひ》ではないにしろ、三割方はアナログ寄りで。試行錯誤を繰り返し、周囲に助けてもらいながら、日々診療を重ねていく。時には私も不機嫌で、患者も私に文句を言う……でも、「そんなのがいい」と思ったりもするのです。

これがもしＡＩドクターだったら、クレームはＡＩが処理し、医師は患者に伝えるだけ？　いや、それはフェアじゃないでしょう。患者が文句を言っても、ＡＩに勝てっこないんですから。正解・不正解の問題じゃないのを、わかってくれる医師に診てほしいのです。

私はどうしてほしいか　——医師のリビング・ウィル？

どうしてほしいかの前に、将来私は、どんな病気になりそうか？……

家系に遺伝の病気はなく、がんの患者もいない。親戚にいないからといって、自分もならないとは限らないが、この際、がんは省いておきたい。動脈硬化の危険因子（高血圧、糖尿病など）はなく、父は酒飲みで、肝硬変で逝《い》ったものの、幸か不幸か、私は腸の病気で暴飲暴食ができず、検査で最もキツい大腸カメラは、定期的に受けている……妻とか子とか、愛犬、愛人もおらず、さらに打ちもしなければ、〇いもしないということで、何で死ぬかはさておき、つまらぬ人生を送ったものだと思います。

自分の最期はこうありたいなど、簡単に言えるものではありませんが、ただ、それについては、以前話したことがあります。

拙著『贅沢な悩み　ゆう子の思うツボ？』（一部改変）より——

それゆえ、私は述べておきたい。その時私に意思があれば、できれば自由にさせてほしい。もちろん私も協力しますが、できれば放っておいてほしい。それと、何しろ苦痛は嫌だから、恙《つつが》なく滞《とどこお》りなく進めてもらい、なるべく楽に逝かせてほしい。決して延命など望まないし、私の身体はいくらでも用立ててくださってかまわない。もっとも骨の髄まで腐っているから、使い物になるかどうか……こういうワガママで、しかも「昔、医者でした」なんていうジジイが、一番迷惑だったりするんですけど。

患者が医師（私）だと、主治医はやりにくいと思いますので、ご迷惑がかからぬよう、あらかじめトリセツを書いておきます。

主治医、スタッフの皆様

ルートが取れなければ、中心静脈カテーテルを入れて下さい。経鼻胃管もＯＫです。興奮したり、管を抜くなどの行為があれば、手足を抑制し、向精神薬を使っていただいてもかまいません。私に費す時間があれば、他の方に回して下さい。

また、抗生剤は二回までとし、肺炎が治らず苦しそうであれば、酸素を上げて行って下さい。それと、尿閉《にょうへい》の場合は別ですが、尿道カテーテルは、意識が落ちてからにして下さい。

仮に〝がん〟が見つかっても、告知はしないで下さい。病院の方針で告知が必要とあれば、あとは可能な限り寝かせて下さい。用事があったら起こし、用事が済んだらまた寝かす……ね、告知を望まない患者もいるんですよ。厄介《やっかい》でしょ。

また、浮腫《むくみ》や胸水が出てきたら、点滴を減らして下さい。漫然と同じ点滴を続けることのないように（点滴だって高いんですから）。

それと、挿管、呼吸器、気切、戒名は不要です。もちろん〝心マ〟も不要。親族は姪と甥ですが、特に間に合わなくてもけっこうです（兄夫婦は、すでに墓の下と思われる）。

最後、臓器はすべて提供するか、病理解剖に回して下さい（痰づまりの有無を知りたいので）。遺体を《わたし》（解剖可能な）施設に搬送する必要があれば、その時の交通費？と解剖にかかる費用は、すべて私が負担します。それと、大した額ではありませんが、葬儀費用以外、すべてユ◯セフに寄付します。

散々、人様に線を引いてきましたから、最後ぐらいは自分に線を引かないと……。

私《ワタクシ》、Dからのご挨拶

巷《ちまた》では、「医師は説明が不十分だ」「医師の話はわかりにくい」との声が多いらしいので、本気で説明しようとしたら、本のボリュームになってしまい……。しかも、話はくどいわ、却《かえ》ってわかりにくいわで、大変失礼いたしました。専門目線と一般目線、六分四分を目指した結果とご理解下さい。ただ、一度読んでいただくと、何かの役に立つよう工夫してありますので（?）。

なお私は、療養型の代表でも何でもありません。うちの病院が、療養型を標榜《ひょうぼう》しているというだけで。その中で私が、適切な医療を行えているかどうか、私の唱《とな》える〝ソフトランディング〟がベストな方法かどうかも、本当のところはわかりません。

ただ、長いこと勤めていますが、病院から肩をたたかれたこともなければ、お叱りの投書をいただいたこともなく、問題があるとすれば、事務系や医療経済にまったく疎《うと》いものですから、その方面からは少々？……

勘弁していただきたいのは、この種《て》の本を書くと、何を血迷ったか、「ぜひ講演を」などと言ってくる人がいるのですが、そういうの、絶対やりませんから。人前で喋れないから、長々《ながなが》本にしたのであって、短時間で正確に喋れるなら、お金をかけてまで本なんかにするもんですか（自費出版、伊江乃と折半）。

動画が出回り大炎上とか、面《めん》が割れ外を歩けないとか、それと講演料をいただくと、確定申告とか、そういうの大の苦手なので、とにかく絶対やりません。

以上、言いたい放題、エビデンス不明で恐縮ですが、悪しからずでございます。

おわりに（伊江乃）

患者（家族）への説明、自身の希望、医療への要望、危惧、コンプレックス等……。この本自体、彼の遺言（エンディングノート）とも受け取れます。

何年もしないうち、本書も古びたものになるでしょうが、ただ、いかに技術が進歩しようと、療養型に先端医療が介入してくることは、まずないと思います（終末期に高額な医療は好まれないはずですから）。最後になるほど、治療も費用も、医療は手出しができなくなります。

実は、今回の話をまとめるにあたり、ＡＩに添削してもらおうかと思いましたが……彼「いや、下手でもいいから、このまま出す。散々アナログを強調しながら、技術に頼るのは反則だ」と、哀れ、時代に取り残された頑固な人ですが、私も嫌いじゃありません。

この先、人間は、人間を超えた能力に操られる、未知の時代に突入します。二〇二〇年代半ば、我々は、人間が生身《なまみ》の力で何かができる、最後の世代になるかもしれません。覚悟を決め、少々粋がり、時代への啖呵を切って、シメの言葉とさせていただきましょう……ＡＩに、人の命は、わかるまい。

参考文献

『改訂版 日本尊厳死協会の 最期の望みをかなえるリビングウイルノート』
日本尊厳死協会・著 ブックマン社
『ここからスタート アドバンス・ケア・プランニング
ＡＣＰがみえてくる新しいアプローチと実践例』角田ますみ・著 へるす出版

著者プロフィール

伊江乃 秋海（いえの あきうみ）

1960年代、首都圏生まれ、現在に至る。

覆面作家、覆面歌手志望。

【既刊書】
『贅沢な悩み ゆう子の思うツボ？』
筆名 上様／2019年9月 文芸社
【共著】
『脳神経内科 アナログ勉強会』
筆名 Dr. U／2024年2月 東京図書出版

命の線引き 医師の終活

2025年4月15日　初版第1刷発行

著　者　伊江乃 秋海
発行者　瓜谷 綱延
発行所　株式会社文芸社
〒160-0022 東京都新宿区新宿1－10－1
電話 03-5369-3060（代表）
03-5369-2299（販売）

印刷所　株式会社エーヴィスシステムズ

©IENO Akiumi 2025 Printed in Japan
乱丁本・落丁本はお手数ですが小社販売部宛にお送りください。

送料小社負担にてお取り替えいたします。

本書の一部、あるいは全部を無断で複写・複製・転載・放映、データ配信することは、法律で認められた場合を除き、著作権の侵害となります。

ISBN978-4-286-26327-4